二十四节气
养生保健说明书

蔡向红 ◎ 编著

陕西出版传媒集团
陕西科学技术出版社

图书在版编目（CIP）数据

二十四节气养生保健说明书/蔡向红编著．—西安：陕西科学技术出版社，2014.10

ISBN 978-7-5369-6205-7

Ⅰ．①二… Ⅱ．①蔡… Ⅲ．①二十四节气—关系—养生（中医） Ⅳ．①R212

中国版本图书馆 CIP 数据核字（2014）第 191011 号

二十四节气养生保健说明书

出 版 者	陕西出版传媒集团　陕西科学技术出版社
	西安北大街 131 号　邮编　710003
	电话（029）87211894　传真（029）87218236
	http：//www.snstp.com
发 行 者	陕西出版传媒集团　陕西科学技术出版社
	电话（029）87212206　87260001
印　　刷	北京建泰印刷有限公司
规　　格	710mm×1000mm　16 开本
印　　张	17.75
字　　数	220 千字
版　　次	2015 年 1 月第 1 版
	2015 年 1 月第 1 次印刷
书　　号	ISBN 978-7-5369-6205-7
定　　价	26.80 元

版权所有　翻印必究

前言 FOREWORD

健康和长寿一直都是人类不懈追求的目标，也是人类发自内心的愿望。从古至今，上到秦始皇、汉武帝，下到能人方士，无不穷尽一切可能去寻求长生不老之法。现在的人懂得科学，自然不会像过去那样疯狂，但这并不等于说人们就放弃追求健康和长寿了。无论科学如何发展，时代如何变化，健康和长寿依旧是我们永恒不变的话题。

许多人习惯将生命比喻成一朵花，这个形容真的是非常贴切。可以说，人的身体就好像是一朵顺应自然而春开夏放、秋谢冬衰的花朵。面对自然的衰老与死亡，我们的确是无可奈何。但是，这并不意味着人就不能有所作为。一个人如果能顺应自然，遵循自然变化的规律，做到起居有常，劳逸结合，使生命过程的节奏随着时间、空间和四时气候的改变而进行调整，就能达到防病祛病，延年益寿的目的。

古往今来，养生家们都十分注重节气养生，并把"天人合一"的养生观作为不违天时、顺道而行的重要法则。《黄帝内经》中讲："逆春气，则少阳不生，肝气内变；逆夏气，则太阳不长，心气内洞；逆秋气，则太阴不收，肺气焦满；逆冬气，则少阴不藏，肾气独沉。"意思就是说，一旦破坏了五脏适应四时阴阳变化的正常规律，人体就容易发生病变，甚至发生意外。

　　随着节气的变更，人体的正常机能在无形中也会受到影响。人体的气血运行和脏腑活动都与二十四节气同步相连。人的生命活动只有顺应四时阴阳变化，从精神、饮食、生活起居等各个方面调和养护，才能使人体正气充盛、精气充足、健康长寿。春夏之际，阳气盛长，万物开始生长茂盛，人体要顺应春夏季节变化，注意调养、保养自身的阳气；秋冬之时，阴气闭藏，万物收藏，人体要顺应阳气收敛、阴气盛长的特点，注意保养、调养自身的阴气，使自己阴气、阴精充足，更好地蓄积生命活动的基本物质。因此，按照春夏秋冬四时变化调养人体之阴阳是养生的根本法则。只有顺应时节，才能达到天人合一的养生境界，获得良好的养生效果。

　　本书综合历代养生经典和养生名家的理论，以引导人们顺应自然为目的，以《黄帝内经》中"天人合一，顺应四时"的养生法则为基础，以二十四节气为主线，对不同季节、不同节气的气候特点、养生重点进行总结，深入浅出地解释了二十四节气与人体健康的关系和顺应节气养生的奥秘，提出了二十四节气中需要注意的养生要点和养生方法，教读者充分利用二十四节气变化的有利因素，避开其不利因素，真正做到"顺四时，适寒暑"，使人体内部与外界环境平衡，达到防病强身、颐养天年的目的，进而为自身和家人的健康保驾护航。

编　者

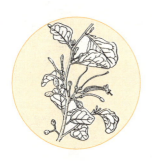

立春 /003

助阳升发，激发生命原动力 /003

春亢，阳气升发提防"性致高扬" /007

风解冻，虫始振，春天勿忘多养肝 /009

春来头痛频发作，自我保健得健康 /012

雨水 /014

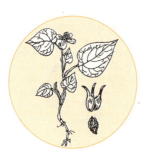

雨水来临湿气重，养护脾胃正当时 /014

二月休把棉衣撤，三月还有梨花雪 /017

谨防肝木伤脾土，多食甘来少食酸 /020

鸿雁来，木抽芽，雨水还要防过敏 /023

惊蛰 /026

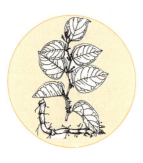

排毒祛邪，警惕肝病的侵扰 /026

惊蛰吃梨好处多，润肺健脾利咽喉 /029

一年之计在于春，别让春困缠上你 /031

惊蛰病毒全出动，外出慎防流行病 /034

春 分 / 035

又是一年春分到,养生勿忘多喝汤 / 035
寒暑此时定,养阳补阴保平衡 / 038
吃对时令食物,收获美丽和健康 / 041
桃花夭夭春意浓,春分还须防故疾 / 044

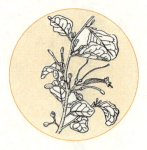

清 明 / 047

满街杨柳绿丝烟,过敏性鼻炎太扫兴 / 047
清明易发高血压,肝气过旺是诱因 / 050
清明时节野菜香,又好吃来又治病 / 052
寒食八品香又甜,过食反易伤脾胃 / 056

谷 雨 / 058

调畅情志,健脾祛湿喜迎夏 / 058
每天梳头十分钟,阳气通达身体壮 / 061
谷雨喝茶好处多,清肝明目最相宜 / 063
百花齐放固然美,花粉过敏太恼人 / 065

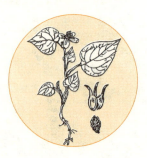

立 夏 / 069

立夏养生,从心开始 / 069

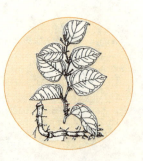

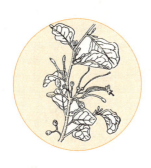

夏天吃"苦"好处多,又能下火又下饭 / 071
立夏养生当"识汗",一味贪凉不可取 / 074
笑一笑十年少,别让情绪"中了暑" / 077

小满 / 080

小满来临,清热除湿别大意 / 080
多喝粥少饮冰,消除火气周身轻 / 083
梅雨季节湿热重,风疹最易来做客 / 085
睡好子午觉,跟"夏打盹儿"说再见 / 087

芒种 / 090

凉茶不等于饮料,当心消暑消出病 / 090
又湿又热人疲倦,多食桑葚健脾胃 / 093
只要空调不要病,多喝芫荽生姜汤 / 096
夏天肠胃易感冒,上吐下泻难招架 / 098

夏至 / 101

颈椎不爽,夏天难过 / 101
夏天感冒烦恼多,对症治疗有诀窍 / 105
夏天头痛非小事,分清原因再下药 / 107
汗为心液,出汗过多需当心 / 110

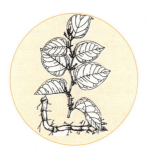

小暑 / 112

人是铁饭是钢,小方法助你胃口开 / 112
加辛减苦,小暑还需养肺气 / 115
小小黄鳝胜人参,经常食用好处多 / 117

夏季多发手足癣，爱美女性易中招 / 120

大暑 / 123

苦夏来临，你知道怎么防中暑吗 / 123
清暑热去毒素，和烦人的痱子说拜拜 / 125
大暑，正是瘦身好时节 / 127
冬病夏治防咳喘，千万别错过好时机
/ 130

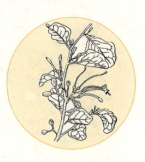

秋季篇

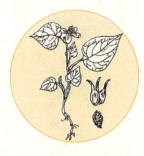

立秋 / 135

秋季养生主养收，滋阴润肺是重点 / 135
秋老虎爱发威，立秋仍需防中暑 / 138
金秋贴膘少吃肉，无虚不补为原则 / 140
初秋时节防秋燥，多喝蜂蜜少吃姜 / 143

处暑 / 146

早睡早起身体好，秋困秋乏一扫光 / 146
西瓜虽美味，此时应减量 / 149
处暑阳光依旧毒，小心防晒别放松 / 151
春捂秋冻，秋天别急着添衣 / 154

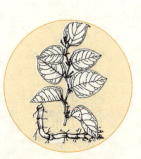

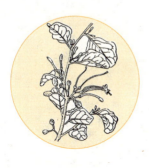

白露 /156

养生先养阴,早晚穿暖勿露身 /156
秋冻别冻头腹足,薄衣御寒有讲究 /160
白露润肺有讲究,喝粥祛凉又防燥 /163
忙里偷闲搓搓耳,补养肾气好处多 /165

秋 分 /168

皮肤干燥瘙痒,护肺是关键 /168
秋蟹虽肥美,会吃才健康 /171
燥气当头咳不停,食物镇咳最有效 /174
又是一年中秋到,月饼会吃才健康 /177

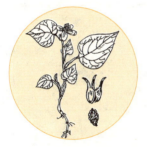

寒 露 /180

正是葡萄成熟时,平日多吃保健康 /180
寒露燥气旺,莫让秀发变枯草 /184
每晚泡泡脚,轻松养肾胜吃药 /187
天凉好个秋,警惕健康杀手 /190

霜 降 /193

寒邪来犯,避寒要防寒包火 /193
哮喘病卷土重来,御寒保暖赶走它 /196
胃病高发期,散寒暖胃是关键 /199
补肾益气强筋骨,常吃栗子好处多 /202

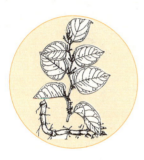

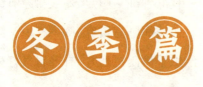

冬季篇

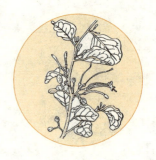

立冬　　　/ 207
　　立冬养生，重在养藏补阳　　/ 207
　　冬吃萝卜夏吃姜，不用医生开药方　/ 210
　　补冬虽好需有度，盲目进补不如不补 / 213
　　门窗紧闭伤不起，警惕健康亮红灯　/ 216

小雪　　　/ 218
　　小雪要养生，就得多吃黑　　/ 218
　　气温骤降，心情也需要保温　/ 221
　　小雪节气爱上火，降气食物齐帮忙 / 223
　　反季节蔬菜，你敢吃吗　　/ 225

大雪　　　/ 227
　　大雪进补，南温北热各不同　/ 227
　　大雪飘然到，留心风吹病　　/ 230
　　要风度也要温度，冬天穿衣有讲究 / 232
　　大雪若能补得好，今后一年不受寒 / 235

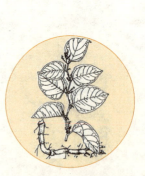

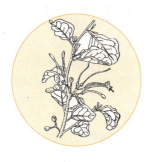

冬至 / 238

温肾壮阳,年头年尾肾都强 / 238

冬至进补,多吃坚果 / 241

冬季取暖,当心烘出暖气病 / 244

天干物燥,警惕慢性支气管炎 / 246

小寒 / 249

三九到来年味浓,过食肥厚易长痘 / 249

小小山楂全身宝,冬季多吃益处多 / 252

关节疼痛频反复,注意保暖是关键 / 254

腊八过了就是年,养胃健脾腊八粥 / 257

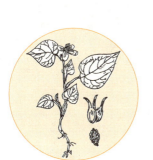

大寒 / 260

大寒注意"冬藏"转"春生" / 260

大寒进补有要领,阴阳平衡是关键 / 263

气温如同过山车,大寒更需护身心 / 265

早睡晚起,必待日光 / 267

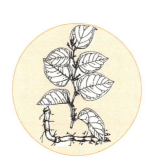

春季篇

立 春

春季篇

立春

助阳升发，激发生命原动力

　　立春是一年24个节气中的第1个节气。当太阳到达黄经315°时，即为立春，一般在每年2月的3~5日。作为一年的开始，立春是天地气机转换的重要节令。俗话说"春打六九头""立春伊始一年端，全年大事早盘算"。立春是冬春两季的分水岭，《月令七十二候集解》里写道："正月节，立，建始也……立夏秋冬同"，意思就是说，立春到了，标志着冬天就要结束，春天即将到来。

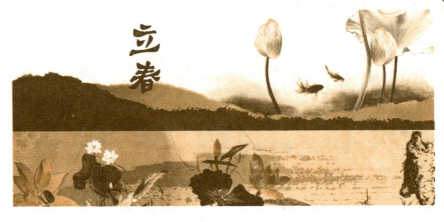

我们知道，父母的先天之气和后天的呼吸之气，同脾胃运化而来的水谷之气相互结合，就构成了人体的阳气。阳气具有温养全身组织、维护脏腑功能的作用。在《黄帝内经·素问》中有这样一句话："阳者卫外而为固也"。也就是说，阳气是人体抵御外邪的能力。我们可以这样理解，分布在肌肤表层的阳气，就像是人体的天然卫兵，将所有外邪都阻挡在人体外，从而保卫人体的安全。

正如《黄帝内经》中所言："春夏养阳，秋冬养阴"，春天主升发，人体的阳气也不例外，春季正是人体阳气蓬勃升发的季节。这时的人体就好像刚刚发芽的幼苗，气血逐渐开始从内脏走向体外，毛孔也慢慢由闭合趋向开放。可俗话说："打春冻人不冻水"，立春后天气乍暖还寒，空气温度虽然有了一定幅度的上升，但冬天的寒气并未彻底消散，时不时还会来一场倒春寒。人体一旦受到寒气的侵犯，毛孔就会自动闭合，使处于升发过程中的阳气受到抑制。

被冷空气抑制的阳气就如同被石头压住了的植物嫩芽，虽然被压在下面，可并没有停止生长。阳气在体内不停地积聚却无法与外界产生交换，人体就会"阴虚内热"，随之出现咽喉干痛、嘴唇干裂、大便干燥、食欲不振等上火症状。所以立春后，我们应该采用一些合适的方法来帮助体内的阳气发散，防止内热的产生。

究竟怎样做才能有效地帮助体内的阳气升发呢？

答案其实很简单。民间素有"民以食为天"的说法，认为科学的饮食同健康的关系非常密切。唐代著名医家孙思邈也认为"安生之本，必资于食……不知食宜者，不足以生存也……故食能排邪而安脏腑"。只要我们在饮食上顺应天地阴阳之气的变化，适当调养，自然能够帮助阳气得以宣达升发。从养生的角度来看，为了帮助阳气升发，春天里，我们应该多食用具有辛甘发散性质的食物。至于那些具有酸收作用的食物，此时则不宜多吃。

春季最常吃的升发性食物有很多，这里首推芽菜和韭菜。

芽菜在古代叫做"种生"，在我国有着悠久的栽培和食用历史。传统的芽菜通常指绿豆芽、黄豆芽和蚕豆芽等豆芽菜，而我们现在生活中的芽菜可远不止这些了，香椿芽、枸杞芽、花生芽、萝卜芽、荞麦芽、苜蓿芽、花椒芽等都是我们日常生活中常见的芽菜。自古以来，文人墨客们从不吝惜对芽菜的赞美。唐朝的苏颂曾写过"椿木，皮细肌实，嫩叶甘香可茹"的句子来称赞香椿的甘甜可口；苏东坡也写过"春社姜芽肥胜肉"来形容春天的姜芽，认为其又鲜又嫩，比肉还要肥美；《红楼梦》中也曾多次提到芽菜，例如在第六十一回中就有关于"油盐炒枸杞芽"的描写。

立春吃芽菜到底有什么好处呢？《黄帝内经》中说过："春三月，此谓发陈。"这句话中的"发"是发散的意思，"陈"是陈旧的意思。《黄帝内经》为什么将万物发芽的姿态称为发陈而不是发新呢？这是因为从养生学的角度讲，这些植物的嫩芽具有一种非常神奇的功效，能够将植物中陈积的物质发散掉。所以春天多吃芽菜，就可以借助芽菜的这种功效来促使人体的阳气发散。

所以，每到春天，家家户户的餐桌上总少不了芽菜的身影，或炒食，或凉拌，或腌制。爽脆可口的芽菜常常令人们大快朵颐，爱不释口。不过，你知道芽菜怎么吃最健康吗？下面，我们就一起好好地研究一下这小小的芽菜吧！

不少人喜欢在加工芽菜时加点醋或是直接用肉炒，认为这样能让芽菜的味道更加鲜爽可口。但实际上，这两种做法都是不可取的。

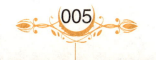

吃芽菜有2条重要的原则我们一定要记住，一是不放醋或尽量少放醋，二是不放肉或尽量少放肉。为什么不提倡放醋呢？我们上面已经提到过，酸味的东西具有抑制和收敛的作用，不利于春天阳气的宣发，所以要少吃。而为什么不能放肉呢？这里有2个原因，首先，大多数人在冬天补冬时已经吃了太多的肉，到了春天再继续吃就过了。其次，春天是动物们的繁殖期，许多动物都是在这个季节产崽、哺育，所以从顺应天地之生气的角度来讲，我们在春天应停止杀生，尽量少吃肉。

春天芽菜的食用方法以生拌、煮汤最佳，这2种吃法均能体现芽菜的鲜嫩和爽滑。不过，也不是所有的芽菜都适合生拌。例如豆类芽菜要先煮熟了再凉拌，香椿芽也要先用开水焯烫5分钟再进行凉拌。

芽菜虽好，但也不是所有人都适合吃芽菜。比方说，绿豆芽寒性大，易损伤胃气，所以不适合脾胃虚寒和患有慢性胃肠炎的人食用。而香椿为发物，食用太多容易诱发痼疾，所以慢性病患者应该尽量少吃或不吃。

同芽菜一样，韭菜也属于升发性食物。韭菜又叫起阳草，早在西周时就已经被人们作为蔬菜食用了。《本草纲目》中对于韭菜的记载是，"春香、夏辣、秋苦、冬甜"。由此可见，早春时节的韭菜也是最鲜嫩可口的。初春时节的韭菜品质最佳，晚秋的次之，夏季的最差，有"春食则香，夏食则臭"之说。

韭菜中含有植物性芳香挥发油，具有增进食欲的作用。老人、孩子、孕妇等适当吃些春韭，对增进健康非常有帮助。韭菜还有养肝的功效，春季人体肝气偏旺，容易影响脾胃的消化吸收，多吃些

韭菜可以增强脾胃之气，补足肝阳。

不过，韭菜虽好，也要根据个人的体质来选择食用。易上火的人不宜多食或常吃，经常腹泻和消化不良的人同样不宜食用。另外，由于韭菜是发物，所以体内阴虚有热的人以及患有眼病、疮疡的人吃了会加重病情，所以在病情痊愈前，最好不要食用韭菜。

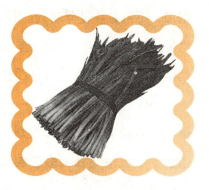

春亢，阳气升发提防"性致高扬"

中医认为："人与天地相参，与日月相应"，一年四季的季节变化，不仅影响自然界的生物，对人的性生活也是有影响的。这其实很好理解，人的机体也是一个小天地，和自然界一样有四季变化，房事活动作为人的一种生理现象，自然也有其自然规律，并且受自然界变化的影响。

春天是万物复苏的季节，到处充满生机，万物欣欣向荣，蓬勃向上，各种生物都处于生长繁殖的季节。在这百花争艳，鸟语花香的时节，人的生殖机能、内分泌机能都比较旺盛，所以性欲也相对高涨起来。

从中医的角度看，春风当令，应于肝木，肝气旺于春季。肝气疏泄，具有舒畅、调达、宣散、流通等功能，所以在春天对房事来说，也呈春情萌动之态。

为顺应春阳萌生的自然规律，此时人的房事次数应较冬季有所增加，不可对其过分制约。若强制压抑，则使人的欲火更炽，情志内郁，甚至变生他病。但这并不意味着可以放纵自己，恣情纵欲。禁欲固然不利于健康，纵欲同样无益于健康。

历代养生者都认同的一个观点就是：养生必节欲。节欲可以保精，且能养神，而纵欲则易促使早衰短寿。纵观历史，许多皇帝、贵族大臣们，大多恶疾缠身，过早夭亡，无一不是纵情声色的结果。

这是因为，肾精源于先天，虽可赖于后天水谷精微的滋养补充，但这样的再生不是无限制的。随着身体机能的下降，气机的运动要么盛衰不平衡，要么只维持在一个相对较低水平上的平衡。也就是说，肾精的输出与消耗不可能是无限的。如果超过了补充再生的速度，势必会导致肾精的亏损，甚至逐渐衰亡，造成早衰、早老、易病、早夭等后果。因此，我们必须适当节制房事，以免伤损人体本元。

一般来说，春季里，健康无病的年轻夫妇每周行房2次为好；中年夫妇每周1次为好；老年夫妇每3周1次即可。当然，也不是非得按照这个标准来执行，可根据每个人的体质强弱、精血盛衰、生活习惯等酌情而定。

春天里，除了要顺应自然，注意行房有度外，下面几个行房禁忌同样不容忽视：

首先，不可"醉以入房"。古人云："醉不可以接房，醉饱交接，小者面黯咳喘，大者伤绝脏脉损命"。这是因为，酒精是刺激性很强的物质，易引起性器官充血兴奋，使人失去自制力而导致房事过度，使肾精耗散过多。现代医学也认为，长期醉以入房，会使人体免疫系统调节功能的适应性减弱。据统计，临床常见的阳痿、早泄等病，有相当一部分是与酒后行房有关的。

其次，不可在七情太过时行房。喜、怒、忧、思、悲、恐、惊为人之七情，此七情人皆有之。七情太过时行房，常会伤及气血，并损伤内脏，以致百病丛生。对七情太过时行房的危害，《三元参赞延寿书》有过这样的记载："忿怒中尽力房事，精虚气竭，发为痈疽；恐惧中入房，阴阳偏虚，发厥自汗、盗汗，积而成劳"。所以，七情太过之人，须积极调节情绪，待心理状态恢复正常后方可行房事。

再次，倒春寒时应避免行房。倒春寒的天气来临时，冷空气活动频繁，气温不稳定，而且经常伴有大风、阴雨。在这种恶劣的天气下，最好停止性生活，因为此时人体皮肤的毛孔已经张开，容易受到寒邪的侵袭。虽然现在家家都有空调，即使外面气候再恶劣，进行房事的卧室也一定是温暖的，人们不会受到寒风的侵害。可是房事会消耗人体大量的能量，当人出门时，依旧不免要受到寒流的侵袭而得病，所以最好还是避免在此时行房。

风解冻，虫始振，春天勿忘多养肝

阳春三月正是调养人体五脏的大好良机，而按照中医"四季侧重"的养生原则，春季补五脏应以养肝为先。俗话说一年之计在于春，肝脏是生命之源，主理人体的疏泄与藏血，非常重要。因此，春季养生宜顺应阳气自然升发舒畅的特点，以养肝为要务。

春属木，通于肝。肝的生理特性也像春天的树木那样生发条达，

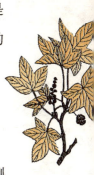

若能在春季这个时机好好调养肝脏，则可提高抗病能力。肝脏也是人体主要的解毒、代谢器官，可以保护机体免受损害。保护好肝脏就能延年益寿，故中医有"春宜养肝"之说。

《黄帝内经》说："肝藏血，为罢极之本。"意思是肝脏调控着人体的血液。春天，温暖的气候赶走了严寒，人们经过一个冬季的休息，随着春暖花开而活动量大增，新陈代谢也日趋旺盛。因此，人体的血液循环要加快，营养供给要增多。这时，只有保持肝脏旺盛的生理机能，才能有效发挥肝藏血的功能。

春天到底该怎么去养肝呢？可以从以下几个方面入手：

第一，要调畅情志。肝主疏泄，在志为怒。一个人经常发怒会影响到肝。为什么这么说呢？这是因为人在发怒的时候，气血就会壅滞在头部，不能正常输送到全身其他部位以发挥作用，进而引起疾病。而且，当肝气郁结时，人就容易感觉郁闷，忧郁症就会接踵而至。中医认为，快乐可以增加肝血流量，活化肝细胞。所以平时可以选择自己喜欢的娱乐方式，如约上三五个亲朋好友唱唱歌、聚个会，将胸中的郁闷之气排出去。春暖花开之时，到野外走一走，公园里转一转，或者干脆安排一段时间远足郊游，也都是心情放松、促使肝气舒畅的好方法。

第二，不要过度疲劳。《黄帝内经》中提到，肝为"罢极之本"，就是说肝主管筋的活动，能够耐受疲劳。一个人的肝气足，就耐受疲劳；反之，人就容易感觉疲劳。所以不要经常疲劳工作，也不要疲劳运动，过度疲劳会损害肝脏。养肝最好的方式，就是每天找时间休息。休息能增加肝血流量，激活肝脏细胞。春天来了，我们的肝就像树木一样需要展枝发芽，这个时候，我们要像对待家里的小盆栽一样，好好护养它。累就是肝脏对你发出的求救信号，一定不要忽略了。如果我们平时工作很累，可以抽出10分钟稍微休息一下，活动活动眼睛，舒展舒展筋骨。中午也可以小睡一下。随时调节，抓空当休息，让肝充分发挥其解毒的作用，以消除疲劳的感觉。

第三，利用饮食养肝护肝。在食疗方面，肝主青色，青色的食物可以起到养肝的作用，所以在春季多食用一些天然原味的绿色蔬菜，如菠菜、芹菜等，就能收到滋阴润燥、舒肝养血的功效。烟花三月，许多人都喜欢外出踏青，去感受春的讯息。那么何不趁机品尝些新鲜的野菜呢？要知道，它们也都是益肝的佳品。

对于已经患有肝炎的人而言，立春要忌吃蛋黄。因为蛋黄中含有大量的脂肪和胆固醇，这两种物质都需要在肝脏内进行代谢，无疑会加重肝脏的负担，所以不利于肝脏功能的恢复。

第四，晚上入睡不要晚于23：00。中医认为，肝胆在夜里23：00～3：00最为兴盛。正所谓"人卧则血归肝"，当人躺下时，各个脏腑的血液都通过肝来完成解毒的任务。所以，如果晚上人到23：00还没有入睡，就会使其他脏腑也处于相对兴奋的状态。这样的话，各个脏腑的血液就无法及时地进入肝脏解毒。现代人阴阳颠倒的生活习惯对于肝脏的损害非常严重，穷根溯源，很多人得肝病都是熬夜的结果。如果细心观察，我们也会发现，熬夜的人大多双目赤红，这其实就是肝火上亢的症状。长期如此，必然伤肝。

养肝是每个人都需要学习的一门功课。春天是肝旺之时，趁势养肝既可以避免暑期的阴虚，又能够跟着大自然的脚步调养身体，为一年的健康打好基础，我们何乐而不为呢？

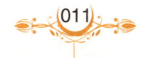

春来头痛频发作,自我保健得健康

春天是一年四季中最容易发生头疼的季节。进入春季后,常常会听到有人说自己头痛,这是怎么回事儿呢?事实上,造成春天头痛的因素有很多:

首先,春天里,随着气温的升高,人体的毛细血管扩张了,血液循环也加快了。患有高血压的人,血压也会随之升高,而血压升高的症状之一就是头痛。

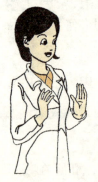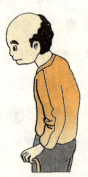

其次,春天,天亮的时间比冬天更早。人脑中的松果体根据光亮分泌激素,就会使人醒得早。所以人在春天的睡眠时间普遍比冬天少30分钟左右。睡眠不足引起精神紧张,也容易引发紧张性头痛。

再者,春天气候多变,寒暖无常。正如民间谚语所说:"春天天气孩儿脸,一天能够变三变"。人稍不注意就容易着凉感冒,感冒常会引起发烧,也易导致头痛。

第四,春暖花开的季节最容易发生衣原体感染,衣原体侵入人体也可引起明显的头痛。

第五,春季是一个多风的季节,风是一把健康的双刃剑,能够帮助我们促进散热,也能够促进空气的流通,让我们在空气的流动中享受到"流水不腐"般的清新;但另一方面,在六淫病邪中,风也被视为致病的主要因素——风邪。早在《黄帝内经》中就有"风为百病之长"的记载,即指风邪在各种致病外因中排第1位,风邪袭人而生病的情况最多。因为风是无孔不入的，表里内外均可遍及。

春天阳气升发，皮肤的毛孔逐渐张开，肌肤腠理变得疏松，人体内的正气抵御外部袭击的能力变弱，风邪更容易"钻空子"。《黄帝内经》认为："伤于风者，上先受之。"就是说当风邪侵袭人体时，人身体的上部最先受到损害。这是因为风是阳邪，它有升发、向上的特性，所以当风邪侵入体内后，最先受到损害的便是人的头部，从而引起头痛。

这样看来，引发春季头痛的原因还真不少。不过您别担心，这恼人的头痛其实也是可以预防的。实际上，只要人们在进入春季后，注意劳逸结合，保证足够的睡眠，适当增加户外活动，注意卫生，少到公共场所长时间停留，特别是少到人群密集的地方长时间停留，就能有效预防或减少感染疾病的机会。高血压患者只要能注意保持平静的心态、坚持正常服药、控制血压升高，也能起到有效预防头痛的作用。

对于频繁侵袭人体，使人致病的风邪，我们又该如何躲避呢？在这里，笔者向大家推荐一种有防风神效的食物——天麻。

天麻是一种古老的保健食物。它最主要的功效，就是防风。著名诗人白居易在《斋居》诗中便写过"黄芪数匙粥，赤箭一瓯汤"的诗句。诗中的"赤箭"指的就是天麻。可见，早在唐代，人们已经开始食用天麻了。

李时珍曾说过："天麻乃肝经气分之药。……眼黑头眩，风虚内作，非天麻不能治。"《本草纲目》记载："天麻，乃肝经气分之药"。从这些医学宝典中我们不难看出，天麻不光是养肝益气的食材，更是治头痛的专属药材，最适合在春天食用。

天麻味辛、性温，入肝经，人食用后能起到补脑、平肝息风、祛风除湿的功效，是中医治疗头痛眩晕、肢体麻木、惊痛抽搐的主药。现代医学研究发现，天麻富含天麻素、香荚兰素、蛋白质、氨基酸、微量元素，是一味很好的药材。其中，天麻素是天麻的主要成分之一，具有较好的镇静和安眠的作用，对神经衰弱、失眠、头痛均有一定疗效。

春天里，如果我们经常头痛，不妨在家中自己炖制一道天麻炖鱼头。具体做法是：取雄鱼头1个，天麻50克，精盐、葱、姜、蒜、料酒各少许。先用清水洗净鱼头，除去鱼鳃内污物并切为两半，天麻洗净、切段，用清水泡软后沥干水备用。烧红锅，加入油，爆香姜片，放少许料酒，倒入鱼头，煎去鱼腥，约1~2分钟后取出待用。注清水于炖盅内，先放鱼头于盅底，之后放入天麻，使水没过。隔水炖至水沸时，改用中至慢火，炖1~2个小时，再放入适量食盐便成。这道天麻炖鱼头具有平肝熄风、祛风止痛、定惊安神、行气活血的功效，能够有效缓解头痛。

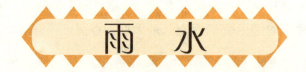

雨 水

雨水来临湿气重，养护脾胃正当时

每年2月18日前后为雨水节气。随着雨水节气的到来，雪花纷飞，冷气浸骨的天气渐渐消失，春风拂面，冰雪融化，充满湿润的空气、温和的阳光和萧萧细雨的日子正向我们走来。杜甫的诗"好雨知时节，当春乃发生。随风潜入夜，润物细无声"就生动地描绘了这样的场景。

雨水节气空气湿润，天气暖和又不燥热，正是调养的好时机。春季属木，而木克土，所以脾脏在春天很容易受到伤害，此时调养首先应当调养脾胃。中医认为，脾胃为"后天之本""气血生化之源"，脾胃功能的强弱是决定人之寿夭的重要因素。脾胃是元气之本，而人体的元气正是健康之本。脾胃虚弱是百病滋生的主要原因。所以，脾胃健运，对人体的健康起着巨大的作用。

脾胃为后天之本，脾胃气旺，则各脏自强。胃气一败，则百药难治。人的各种生理机能随着年龄的增大都会逐渐衰老，消化功能当然也会随之衰退，所以此时少而精、清淡熟软的进食原则是公认的标准。针对雨水时节肝旺脾胃虚弱的特点，此时食粥是最滋补脾胃的方法。

民间素有"春天喝粥，胜似补药"的说法。粥以米为主，以水为辅，具有补脾润胃、祛除浊气等功效。配合一些药物而制成的药粥形式有汤剂、流质、半流质，不仅香甜可口，便于吸收，而且可养胃气、助肝阳、治疗慢性病，对身体有较好的滋补作用。早在很久以前，人们就发现了粥的养生价值。明代李时珍所著的《本草纲目》中记载粥方达62种之多，清代医学家王世雄也明确指出"病人，产妇，粥养最宜"，更将粥称为"世间第一补物"。因此，脾胃虚弱者不妨在雨水时节多食粥膳。

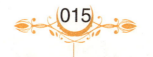

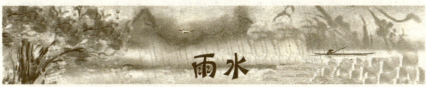

雨水

说到健脾祛湿，在这里推荐一款薏苡仁党参粥。具体做法是：取薏苡仁30克，党参15克，粳米200克。先将薏苡仁洗净，滤去杂质，放入凉水中浸泡2个小时。再把党参洗净后切成薄片，粳米淘洗干净。将3者同放锅中，加水1000毫升，大火煮沸后撇去浮沫，再换小火煮30分钟左右即可。

据《本草纲目》记载，薏苡仁可以健脾胃、消水肿、祛风湿、舒筋骨、清肺热，还有美容的功效，许多化妆品的主要成分就是从薏苡仁中提取的。所以说，将外用效果都如此神奇的薏苡仁吃到肚子里，更有利于让它由内到外发挥功效，最大限度地发挥滋补的作用。此外，薏苡仁还是一种不可多得的抗癌食材。

党参味甘性平，具有健脾补肺、益气生津的功效，对于脾胃虚弱、食欲不振、大便稀溏等证都有良好的疗效。《本草正义》对它评价甚高，认为它"与人参不甚相远"。可见，这款薏苡仁党参粥实在称得上是一道不错的食疗佳品，既可以护养脾胃，帮助消化，还能利湿排浊，让人神清气爽。不过，我们不能一时兴起喝一顿，想不起就不喝。三天打鱼两天晒网是不行的。补养脾胃是一场持久战，指望吃一次两次就达到最佳功效是痴心妄想。

春天多吃大枣也是很有好处的。大枣性平味甘，含有大量的蛋白质、糖类、有机酸、B族维生素、维生素C及黏液质等，具有润肺健脾、止咳、补五脏、疗虚损的作用，是补脾和胃的佳品。谚语说："一日吃三枣，终生不显老"。大枣的吃法很多，桂花糯米枣就是一道既健康又好吃的滋补佳品。

取去核的大枣250克，糯米粉100克，冰糖、糖桂花各适量。在糯米粉中加入适量温水和成光滑的面团待用。再将大枣洗净，用刀切开一边，将糯米团搓成细条，塞在大枣中，长度和大枣相同。然后，在锅中放入适量水和冰糖，水以没过大枣为准。水烧开后放入加工好的大枣，转小火煮15分钟左右，至大枣晶莹饱满，将其捞出、沥干、摆盘，用少量清水调匀糖桂花，浇在上面即成。

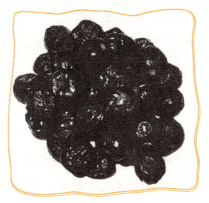

中医认为，大枣有健脾益胃、补气养血、养血安神、缓和药性等作用。糯米富含维生素，能温暖脾胃，补益中气，对脾胃虚寒、食欲不佳、腹胀腹泻均有一定的缓解作用。这道桂花糯米枣既可以凉吃，也可以热吃，是一道极其温和的滋补佳品。

现在很多人一提到养生，就想着花钱补这补那的，其实这种临时抱佛脚的做法是最不可取的，也不可能收到满意的效果。从生活起居的各个方面注意调养，既不用花钱，效果又好，这才真正是健运脾胃、调养后天、延年益寿的养生之道。

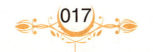

二月休把棉衣撇，三月还有梨花雪

春季的特点是忽暖忽寒，特别是经常出现"倒春寒"。俗话说："春寒冻死牛"，民间更流传着"二月休把棉衣撇，三月还有梨花雪"的谚语。早春时节，乍暖还寒的气候特点非常明显。白天还是

二十四节气养生保健说明书

春光明媚，春意盎然，到了傍晚可能气温就会明显降低，让人觉得仿佛眨眼之间又回到了寒冷的冬天。今天也许还春风和煦，明天就可能又寒气袭人了。

冬季，人们怕冷，大部分时间都呆在室内，对外界的适应能力有所下降。早春时节，随着春令之气生发、舒展的特性，万物皆蠢蠢欲动，细菌、病毒等微生物亦随之活跃起来。而人体的阳气渐趋于表，皮肤舒展，对寒邪的抵御能力有所减弱，所以如果过早地脱去暖衣，寒气就会乘虚而入。

为抵御"倒春寒"，防止呼吸道疾病的发生，最好的方式就是"春捂秋冻"。不过所谓的"捂"也是有学问的，说着简单，可并不是所有人都知道具体该怎样操作。

"春捂"的尺度必须根据天气来确定。一般而言，春季气温日差较大，早晚较冷，此时可适当"捂"一会儿。而晴日的中午时刻，气温一般都在10℃以上，可以适当减衣。还要及时关注天气预报，在冷空气到来前24小时，就要"捂"好。在昼夜温差超过8℃时，也要注意"捂"。当气温稳定在15℃以上时，可以适当减衣，但不可骤然减衣，尤其是老年人，要有个缓冲的过程。在气温逐步回升后，一般要再捂7天左右，老年人或体弱者可以考虑捂14天左右。

除了穿衣，春捂还要着重护好"两头"，即头颈与双脚。老年人，尤其是头发稀少者，千万不能一进入春天就摘下帽子、围巾等保暖性服饰。因为头和颈一整个冬天都在帽子、围巾的保护下，已经习惯了温暖，所以如果在乍暖还寒的气温下突然脱掉衣帽，人就很容易患上风寒头痛、伤风感冒。颈椎病、肩周炎等疾病也会乘虚而入。

《备急千金要方》认为，春季着装要"下厚上薄"，这样可以达到既养阳又收阴的效果。俗话说："寒从足生，冷从腿来"。我们在春天要特别注意腿部和足部的保暖。在减衣服时，也要先减上半身的衣服，再减下半身的衣服。

许多年轻姑娘由于爱美，甚至在早春二月就迫不及待地穿起了五颜六色的裙子，这样对身体健康十分不利。一般来讲，女性的膝关节对冷空气的刺激颇为敏感，膝关节遭受冷空气袭击后容易出现麻木、酸痛等症状，久了就会引起风湿性关节炎。一项调查研究显示，突尼斯女性中罹患风湿性关节炎的特别多，约占女性总数的70%。究其原因，就是因为她们一年四季都喜欢穿裙子，即使在寒风刺骨的冬天也不例外。这就是活生生的反面教材。

当然，春捂也不是说穿的衣服越多，捂得时间越长就越有利于健康。如果捂得过多、过厚、过紧，不仅不利于机体御寒，也不方便活动。如果衣服穿得很多甚至捂出了汗，冷风一吹反易着凉伤风。

一般来说，15℃是春捂的临界温度，超过15℃就要脱掉棉衣，否则就会超出身体的耐热限度，体温调节中枢就会适应不了，于健康是不利的。特别是对婴幼儿来说，过度春捂还容易使他们患上"过暖综合征"，出现高热、抽搐、大量水样或血水样腹泻、吐奶等症状，严重者还可能发生昏迷、休克，甚至死亡。这是由于婴幼儿新陈代谢旺盛、产热量高，如果捂过了头，就易引发中暑。

中医认为，防病如御敌，春捂只是被动防御。要想防疾健身，加强身体锻炼，增强机体的适应能力和抗病能力才是王道，想偷懒是不行的。

另外，还要讲究科学饮食和起居。饮食方面，可以多饮茶，多喝姜汤、食用菌汤，还可以多吃些菇类、黑木耳等。茶叶中的茶色

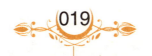

素可有效对抗纤维蛋白原的凝集,抑制血小板的黏附和集聚。黑木耳中的某些成分能有效降低血液黏稠度,防止血液凝固,这些都有利于帮助机体对抗"倒春寒"的袭击。当然,除了春捂有度与药食调理外,还要调养精神,制怒养肝,以防肝火伤身。

谨防肝木伤脾土,多食甘来少食酸

春天到的时候,很多养生专家都建议要"减酸增甘",意思是,到了春天要少吃酸的,多吃甘的,也就是甜味的。关于这一点,《千金方》中早有记载,认为春季饮食宜"减酸增甘,以养脾气",为什么这么说呢?

这看似简单的"减酸增甘",实际上包含着中医五味、五脏、五行乃至"生气通天"的深刻含义。中医认为,人是生长在大自然中的,人的一切活动都要顺应自然界万物生长的规律,要天人相应,"生气通天"。春季为万物生发之时,在五行中属木。而五脏之中肝主疏泄,性喜条达,正应春季阳气升发、生机盎然、草木条达之象,所以肝属木,主春季。一般来说,五脏的气血在本脏所主之季节最为旺盛,春季,肝之气血旺盛,木旺克土,脾属土,肝气过旺就会直接损害脾,所以此时养生就需抑肝补脾。要抑制过旺的肝气却又不能使它受损,最佳途径就是从饮食上进行调整。

饮食中的五味各入五脏,酸味入肝,苦味入心,甘味入脾,辛味入肺,咸味入肾。《素问·生气通天论》记载:"阴之所生,本在五味;阴之五宫,伤在五味。是故味过于酸,肝气以津,脾气乃绝。"这里所说的"阴"是指五脏的阴精,而"五宫"就是指五脏。

这句话的意思是说,五脏阴精的产生来源于饮食五味,但饮食五味太过,也会伤及藏精的五脏。过食酸味食物,则肝气太盛,脾气就要衰竭。而春季肝气本就旺盛,千万不能"火上浇油",再过多进食酸味食物助长肝气。所以春季的饮食首先要少酸。脾胃是人体后天之本,气血化生之源。春季肝旺脾弱,就会影响五脏的功能。而甘味入脾,能帮助脾土来抵御春季旺盛的肝气,所以饮食上自然要增加甘味来补土健脾。

理解了"减酸增甘"的道理,我们在生活中还要分清哪些食物是属于酸的,哪些食物是属于甘的。很多喜欢吃甜食的人一听到养生专家们说起"减酸增甘"就得意了,以为终于有了可以放开自己嘴巴的理由了。事实上,这是对中医养生的一个误解,因为中医所说的"甘",绝对不等于甜味,更不是甜味食物。事实上,中医里属于甘味的药物,有的时候吃起来并不都是甜的。

除了味道的酸甜,中医也将具有收敛、涩滞作用的食物与药物归入酸味,将具有补益、和缓作用的食物和药物归入甘味。如石榴虽很甜,但其性属收涩,具有收敛补血的作用,故归入酸味食物;而山药、扁豆、核桃、菜花、莴笋、白菜及黑米、高粱、黍米、燕麦等五谷杂粮虽然味淡不甘,却都归入甘味食物。

中医里说的味,是中药药性的一部分,不仅仅指嘴巴尝出来的味道,还包括了药物的功效,一般来说,甘味药具有补益、和中、缓急的作用。"补益",意思是具有滋补作用,就是我们常说的补药。"和中",指具有调和脾胃和调和药性的作用,比如甘草,能使药性猛烈的药物收敛一点,毒性减轻一点。"缓急",指具有缓和脘腹和四肢拘急疼痛,缓和药性的作用,比如白芍。我们熟悉的药物中,除了真正有甜味的大枣、甘草外,像黄芪、当归、枸杞子、生地黄、黄精、阿胶、麦冬、葛根等,虽然没有明显的甜味,却也都是属于甘味的,是我们补虚时离不开的药物。所以,对于"减酸增甘"可以理解为,在春天的时候要提前补脾,可以多吃些补脾的药物或者食物,而绝不能简单地理解为多吃甜食。

之所以这么强调,是因为我们常见的甜味食物,一般都容易生湿。脾虚的人,本身就是湿邪最容易侵犯的人群,多吃甜反倒会增加脾的负担。所谓"湿",其实就是身体里没能及时代谢出去的废物,将它们代谢出去是脾气的职责,所以,一个脾气虚的人,其脾代谢的能力往往是不足的,脏东西最容易留在体内。很多胖子,特别是身体中段肥胖的人,虽然看着壮实,却总觉得累,从中医的角度就很容易解释其中的原因。这种人往往就属于"脾虚湿困",他们的累就是脾气没有力将"湿"(或者说脏东西)及时排出去造成的,这些脏东西往往与过食油腻的、甜的食物有关。

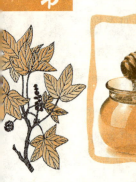

"减酸增甘"不是简单的少吃醋多吃糖,而是要通过饮食起到抑肝强脾的作用。所以在春季,我们可以多选用蜂蜜、黄豆芽、绿豆芽、豆腐、豆豉、大麦、小麦、大枣、瘦肉、鱼类、蛋类、花生、芝麻、柑橘、香蕉、姜、葱、蒜等食物,也可以吃一些新鲜蔬菜,如春笋、春韭、油菜、菠菜、芹菜、荠菜、马兰菜、枸杞头、香椿头等。这些食物都可以起到清热平肝、增进食欲等作用。平素脾胃虚弱、气血虚少者,还可在晚餐中加入一道红枣枸杞糯米粥,以健脾和胃,补益气血。

鸿雁来，木抽芽，雨水还要防过敏

雨水节气到了，一切都像刚睡醒的样子，四周一片花红柳绿，着实是个惹人喜欢的时节。可是有很多人却在这个春暖花开的天气里皱起了眉头，我们在街上更常会看见一些戴着口罩或是墨镜的人，那副全副武装的样子，真是让人又奇怪又好笑。问他们什么原因？答案就是——过敏了！脸上又红又痒，还有的一碰就疼。各种敏感症状全跟着春姑娘一块儿春回大地了。

春天晴朗风大，紫外线增强，空气中过敏原增多，花粉指数偏高，有些花粉颗粒很小，很容易随着春风在空气中飘荡，过敏性皮肤接触后，就易引发症状。可见，春天对人体的影响着实不小，就算是一向很健康的人，到了这时候也要好好注意一下。

比如当我们去郊游踏青时，要尽可能选择花粉指数最低的时段，如清晨、夜里，或绵绵春雨过后。外出回家，要换上干净的衣服。饮食方面，要少吃鱼虾、海鲜及辛辣刺激性食物。

许多人总是说自己的皮肤多么敏感。实际上，很少有人真正认清自己皮肤的具体状况，根本不了解自己到底属于哪种肤质，甚至把皮肤敏感与皮肤过敏混为一谈。事实上，皮肤敏感跟皮肤过敏是风马牛不相及的两件事。所以，这样自己稀里糊涂作出的诊断根本是不足信的，以此为基础进行的治疗更是无稽之谈。

可见，想安然度过春天，只一味盲目地保护自己是不够的，一定要先认清问题的根源，到底是过敏还是敏感，才能对症下药，辨证施治。那么，皮肤敏感和皮肤过敏究竟有什么不同呢？

首先，这两者的发病机理是不一样的。敏感是如何形成的呢？

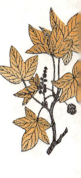

归根到底就是我们皮肤的屏障功能出现了障碍，说得再直白一点，就是原本负责保护皮肤的角质层变薄了。造成这种情况的原因非常多，例如去角质去得太过了，或是护肤品不合适，都有可能造成角质层的变薄。而过敏则属于生理现象，过敏的出现意味着我们身体的免疫系统出现了问题。

其次，过敏和敏感在人体的表现不同。过敏通常表现为红肿以及斑块，而且会持续很长一段时间。而敏感则不会出现斑块，持续的时间也不会很长，往往镇静下来或是稍加调理就能够恢复。所以说，从具体的症状来看，也是很容易区别敏感和过敏的。

第三，两者的治疗方法也不一样。敏感是很短暂的，只要找到正确的护肤方法就可以解决，而过敏的发生一定是由某个过敏原引起的，这意味着，无论何时何地，只要你遇到了这个过敏原，你的皮肤就会出现类似的反应，所以一定得避免接触过敏原才行。

另外，过敏不是每一个人都会发生，因为它必须要有一个致敏原，也就是必须要有一个诱发的原因。而敏感，大部分人在一生中可能都或多或少地经历过，因为它跟天气、温度以及你目前的情绪状态，甚至跟你的年龄都会有一些关系。

皮肤敏感的人首先应保持皮肤滋润，皮肤干燥最容易引发皮肤敏感。皮肤越润泽，就越能够抵抗外界的刺激。护肤品的使用量不要过多，每次取用豌豆大小即可，使用品种也是越少越好，以免给敏感皮肤带来过重的负担。最好在专业人员的指导下购买含有抗敏成分的化妆品；不要轻易更换化妆品，对于第一次使用的化妆品，要先在手的皮肤上试用一两天；如果天气寒冷或是太干燥，最好避免使用会让皮肤干燥的纯维生素A或果酸产品。平时要注意严格防晒，在防晒产品的选择上，宜选择那些附加成分少、质地轻薄、物理成分为主的，以减少对皮肤的刺激。清洁面部的产品中，洁面皂是皮肤敏感人群一定要避免使用的。因为洁面皂中的界面活性剂是分解角质的高手，可使用温和、天然成分的洗面乳，调节皮肤的酸碱度。另外，还要避免使用磨砂型去角质产品。

至于过敏，专家指出，生活中常见的致敏原并不难找，多数皮肤过敏都是由花粉、蟑螂、螨虫、霉菌、化学品及鱼虾、海鲜等食物引起的。每个经常过敏的人都有自己特定的过敏原，如辣椒、海鲜、花粉，有的人甚至连喝牛奶都会过敏。所以患者在就诊的时候一定要清楚地把所有情况都告诉医生，包括在什么时候、什么天气里、吃过什么东西、做过什么事情、接触过什么物品、出现了什么反应等，为医生诊断提供第一手材料。也可以到医院的变态反应科彻底地检查一下，看看自己到底都有哪些过敏原，以后就可以避免了。

不管怎么样，无论是敏感还是过敏，在未经皮肤科医生诊断前，都不要自行购买抑制炎症的药膏，以免给皮肤带来损害。可用棉花或纱布蘸上注射用的生理盐水，敷在敏感部位，因为注射用的生理盐水，有良好的安全性和渗透性，对消肿、退红、稳定皮肤都有不错的疗效。如果情况比较严重，要立即到医院接受专科医生的诊断与治疗。

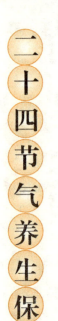

惊 蛰

排毒祛邪，警惕肝病的侵扰

进入惊蛰时节，人们脱掉沉重的冬装后，开始感觉活力重新回到身上。不过，这时候细菌和病毒也渐渐地活跃起来，此时是肝炎的多发期。

冬季天气寒冷，各种细菌病毒的活性都会减低，患肝炎的病人较少。但是春天是肝炎多发的一个季节，不少年轻人会患上急性肝炎中的甲型和戊型肝炎，出现黄疸指数增加、转氨酶升高等症状。而慢性肝炎患者则会出现肝区疼痛、恶心、乏力等症状。

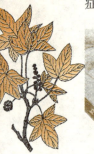

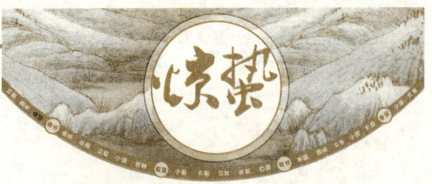

不过，春天虽是肝病的高发时节，同样也是养护和治疗肝病的

重要时节,因为只有肝脏的问题全部暴露出来的时候,我们才知道它的真实状况。只有它当令时,我们的治疗才会有针对性的目标。所以,对于普通人而言,春季也是养肝的最佳时机。

要防止肝炎病的发生,首先要注意个人卫生,饭前便后要洗手。另外,皮肤有破口的时候不要在公共场所到处乱摸,以免乙肝、丙肝等病菌从破损处通过血液或体液进入人体,造成感染。

而对于慢性肝炎患者来说,由于在春季一般会有症状加重的情况发生,所以除了休息好之外,还要戒烟限酒,少吃油腻的食物。除了蔬菜水果之外,适当吃一些酸味的东西,如山楂、食醋等,也能促进对肝脏的保护。

作为普通的上班族,很多人可能觉得自己只要做到上面两点,就可以躲肝病远远的了。这种想法是片面的。在春季这样一个肝病高发期,哪怕是一个小小的不健康的习惯,都可能成为诱发肝病的因素。那么,我们具体从哪些方面来保护肝脏呢?

首先,上班族们要避免过度劳累。因为长时间的工作状态会让身体各器官的血液需求量大大增加,血气消耗很大,而肝是体内的藏血器官,疲于工作就会受损。所以,上班族一定要劳逸结合以保护肝脏。生活中常见的绿色蔬菜有益肝脏代谢,还能消除疲劳、舒缓肝郁。所以上班族不妨将绿色蔬菜搬上餐桌,如白菜、包心菜和菠菜等各式叶菜,对应人体的肝胆,经常食用,能协助肝脏排出体内的毒素,消除机体的疲劳感。

其次,要少吃零食。薯片、糖果、饼干几乎是每个白领丽人都会在抽屉中储存的零食,但你有没有想过,不经意间吃下那么多东西,摄入的热量何时才能消耗得完呢?不规律的饮食方式、导致营

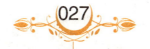

养摄入过多,就会扰乱正常的代谢,不仅增加了肝脏的负担,还会为脂肪肝的发生提供物质基础。过量的油炸食物及咖啡因的摄取也会对肝脏细胞造成刺激,增加肝脏的负担,加重对肝脏的伤害。有人可能要说了:"我就是管不住自己的嘴可怎么办呢?"这也没关系,实在改不掉吃零食的习惯,不妨就多吃些养肝的食物吧!例如将伤肝的甜味夹心饼干换成红枣、枸杞糖之类,将咖啡换成滋阴清肝火的菊花茶。

第三,要多喝水。一个正常的成年人每天需要摄入2000~2500毫升左右的水分,但是忙碌的我们每日饮水量普遍都不足。水喝得少了,就会给肝脏的排毒工作带来困难,因为只有保证充足的水分供应,才能让肝脏正常的工作,对各种有毒物质进行分解和代谢。

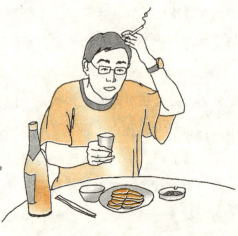

第四,远离烟酒。尼古丁会对肝脏造成损伤。吸烟时产生的一氧化碳会妨碍血红蛋白与氧的结合,造成机体缺氧,对肝脏造成损害。而且,吸烟还会大大降低人体的免疫能力,增加感染肝病的可能。另外,酒精对肝脏也是不利的。一方面,酒精需要通过肝脏来分解,而在分解的同时,肝脏也中了它的毒。另一方面,酒精除了直接损害肝脏以外,也会影响人体对其他营养素的吸收利用,对肝脏的伤害就更加严重了。

第五,按中医的理论讲,"肝开窍于目",眼睛过分疲劳也会影响到肝，所以想要护肝，首先就要从爱护眼睛开始。这一点，那些离开电脑就穷极无聊，不知道干什么的上班族们要格外注意，不要长时间地盯着电脑，一坐就是一天，以免对肝造成损害。

惊蛰吃梨好处多，润肺健脾利咽喉

我国民间素有惊蛰吃梨的习俗，家家户户到了这一天都习惯去买一些梨子来吃。梨和"离"谐音，寓意百病远离是对这一习俗最为普遍的解释。

惊蛰是个万物复苏的节气，此时天气乍暖还寒，气候仍然比较干燥，很容易使人口干舌燥、咽痛音哑，由于一些细菌开始活动繁殖，所以人很容易患呼吸道疾病，表现为咳嗽、咳痰。此时吃梨，既可以生津润肺，又

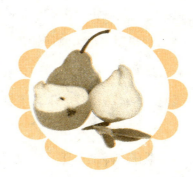

可以止咳化痰，还可以助益脾气，令五脏和平，以增强体质抵御病菌的侵袭。另外，进入惊蛰就能听到春雷的响声了，春雷声会惊醒泥土中蛰伏冬眠的各种昆虫，古时候对于疾病又没有百分百灵验的特效药，所以借吃梨来寓意病痛远离身体。而且，惊蛰一到，农民就要开始准备春耕了。人们希望，惊蛰吃梨可以寓意虫害远离庄稼，保证全年的好收成。

从现代养生学的角度来看，惊蛰这一天吃梨的确是大有好处的。在营养学界，梨有个很响亮的名头——天然矿泉水。它多汁、少渣，又含有丰富的葡萄糖、果酸、铁等多种微量元素、膳食纤维以及维

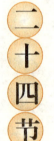
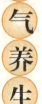

生素A、B族维生素、维生素C等，具有生津止渴、止咳化痰、清热降火、养血生肌、润肺去燥等功能，最适宜春季食用。

吃梨的好处很多，主要有以下几点：

1. 清热化痰

入春后，因为天气干燥，人们易出现嗓子干痒、声音沙哑等症状。这时，不妨请护嗓高手梨来帮帮忙。梨味甘性寒，中医认为其外可散风，内可涤烦，具有清热、化痰、生津止渴等功效。并有"生者清六腑之热，熟者滋五腑之阴"的说法，对嗓子干痛、热性咳嗽，特别是咳黄痰，有很好的缓解作用。

2. 帮助消化，润肠通便

梨能促进食欲，帮助消化，还可以净化肾脏，清洁肠道，润肠通便，因此，便秘、消化不良的时候也可以吃些梨。

3. 降低血压

梨还有降低血压、清热镇静的作用。高血压患者出现头晕目眩、心悸耳鸣时，可吃梨，有助于减轻症状。

4. 维持细胞的健康状态

梨含有丰富的维生素A、B、C、D和E，所以维生素缺乏的人也应该多吃梨。此外，梨还含有能使人体细胞和组织保持健康状态的氧化剂。

5. 净化器官、储存钙质

吃梨可以帮助人体净化器官、储存钙质，同时还能软化血管，促使血液将更多的钙质送到骨骼。所以，中老年朋友更应该多吃梨。

6. 饭后吃梨，可排出体内致癌物

韩国研究人员发现，饭后吃个梨或喝杯热梨汁，积存在人体内

的致癌物质可以被大量排出。研究人员对吸烟者进行了试验，让他们在4天内连续每天吃750克左右的梨，并测定吃梨前后小便中多环芳香烃的代谢产物1-羟基芘含量。调查结果显示，因吸烟或者吃烤肉等在体内聚集的强致癌物质多环芳香烃，在吃梨后会显著降低，饮用加热过的梨汁效果会更明显。

梨的吃法很多，无论是蒸、榨汁、烤或者煮水，亦或是生食，都十分美味可口，针对春季气候干燥时的干咳少痰，笔者推荐一道传统的食疗补品——川贝蒸梨。把梨从蒂下1/3处切下当盖，挖去梨心，掏空梨中间果肉切块，与川贝母粉、陈皮丝、冰糖屑等一起装入梨内，盖上梨盖，用牙签固定好，再放进加入清水的蒸杯内，以武火蒸45分钟即成，这道蒸梨对咳嗽具有很好的疗效，对嗓子也有良好的润泽保护作用，而且制作简单方便，平时不妨把其当作甜点食用。

需要提醒的一点是，梨性质寒凉，不宜一次食用过多，否则反倒会伤害脾胃。而脾胃虚寒或者血糖偏高的人，则不宜食用生梨。

一年之计在于春，别让春困缠上你

正如诗中描写的那样，"春眠不觉晓"，一进入春天，很多人一天到晚困得要命。您身边是不是也有这样的人？经常抱怨自己没睡够、没睡醒。早上起不来，白天常感到困乏无力、昏沉欲睡，做起事来也没有了冬季那种干脆利落的作风。常常一有空就想闭目养神，但却越睡越困，越困越想睡。没错，这种现象就是民间俗称的"春困"，是人体生理功能随季节变化而出现的一种正常的生理现象。

造成人们春天犯困的原因并不是机体需要更多的睡眠，而是血液循环的季节差异。春回大地，天气渐暖，人体皮肤血管和毛孔也随之逐渐舒张，循环系统功能增强，皮肤末梢需要的血液供应增多，汗液分泌也增加，各器官负荷加重，人体内血液的总量又是相对稳定的，供应外周的血量增多，供给大脑的血液就会相对减少，所以导致"春困"，出现困倦乏力的现象。

对春困现象要正确对待，既不要过分紧张，也不要漠不关心随它去，否则会影响我们正常的工作和生活。要想轻松拒绝周公的"邀请"，克服因为春困带来的烦恼，随意服用药物、喝咖啡、浓茶等显然都不是可行的办法。究竟怎样做才是最行之有效的呢？

首先，我们可以从饮食上进行调理。事实证明，科学的饮食对解除困倦是非常有效的。

现代医学研究认为，春困与人体蛋白质缺少、机体处于偏酸环境和维生素摄入不足有关。因此，春困时调理饮食应注意蛋白质的摄入，同时要注意多样化，蔬菜、豆制品、肉类等食物都要吃，这样才可以从各种食物中获得较为完善的营养素，以弥补人体因春季新陈代谢旺盛而多消耗的能量。

日本养生专家指出，体内环境酸化是百病之源。正常人的血液pH值是在7.35～7.45，低于这个值，即为酸性体质。与碱性体质者相比，酸性体质者更容易感到疲乏。而碱性食物可以中和体内的酸性产物，消除疲劳。所以春天来临时，我们在日常生活中要注意多食用一些碱性食物。

每天最好多吃些新鲜蔬菜和水果。蔬菜中含碱量较多，且含有丰富的维生素。维生素C有制造细胞间黏连物质的作用，对人体细胞的修补和增长有很大帮助。B族维生素有防治神经系统功能紊乱、消除精神紧张的作用。所以，多食蔬菜，对解除春困也有积极作用。

在口味方面，可稍微多吃一点酸、甜、苦、辣等味道较重的食物，以利于刺激味觉神经，起到提神作用。

一日三餐要合理安排，不要吃得过饱，否则胃过度膨胀，血液全部流到胃里，也容易造成大脑缺氧，使人犯困。晚上一般活动较少，所以晚餐更应少吃一些，尤其在就寝前半个小时之内，最好不要再进食，以免影响睡眠质量，造成第二天困倦。

其次，春季要做到起居有常。

中医古典医籍《黄帝内经》中早就提出了"起居有常"的养生原则，认为起卧有常，能调养神气，使人精力充沛，生命力旺盛；起卧无常，日久必致神气受伤，精神萎靡，对环境的适应能力下降，容易出现头痛、感冒、失眠等现象，并导致早衰而缩短寿命。

春季睡眠充足，人体才能得到调整和补充，进一步促使机体承受紧张度能力的增加，白天疲倦感也会随之减少。有些人由于春困乏力，就采取久眠多卧的方法，以为睡眠够了人就精神了，这种做法其实是不对的。中医认为，久卧伤气。如果睡眠过多，没病也会躺出病来。因为久睡会造成新陈代谢迟缓，气血循环不畅，筋骨僵硬。现代医学也认为，睡懒觉不能补充大脑的血液供应，反而会使人产生惰性，越睡越困，越睡越懒。

当然，春季起床也不能太贪早。有人认为，起得越早越好，其实这是不科学的。因为起得过早等同于强行唤醒尚处于"休息状态"的人体生物钟，造成生物钟的磨损。而且起得太早容易造成精神紧张，白天反而会没有精神。春日里也尽量不要熬夜，以免诱发或加重春困。

第三，让锻炼帮你送走春困。

平时不妨参加一些适量的健身锻炼活动。通过体育锻炼改善生理机能，使身体呼吸代谢功能增大，加速体内血液循环，提高大脑的供氧量，这样也能缓解春困。

许多办公室一族整天到了单位就宅在办公室里，半天也不动弹一下，结果越坐越困，越困越不爱动。对于这些人，养生专家建议，每工作1小时应该起来走动走动，活动活动四肢。有条件的话到室外呼吸呼吸新鲜空气，及时为脑部供氧。平时还应注意开窗，保证新鲜空气的流通，否则室内二氧化碳等有害气体增多，也会助长春困发生。

在这万物复苏之际，难不成你就心甘情愿任瞌睡虫摆布？其实，战胜春困并不难，那么就让我们从今天开始，从每一处细节着手，赶走春困，充满活力、清清爽爽地度过每一天吧！

惊蛰病毒全出动，外出慎防流行病

按照一般气候规律，惊蛰前后各地天气已开始转暖，雨水渐多，大部分地区都已进入了春耕。此时，蛰伏在泥土中冬眠的各种昆虫已被雷声惊醒，过冬的虫卵们也开始孵化了。

温暖多风的气候条件，最适于细菌、病毒等微生物繁殖传播，因此这时也是流感、肺炎、流脑、水痘、猩红热、腮腺炎、带状疱疹、甲型肝炎、流行性出血热等流行性疾病多发的季节。所以增强体质、提高人体免疫力在这一时期就显得十分重要。一定要讲卫生，勤洗勤晒衣被，消除虫害，开窗通风，提高防病能力，传染病流行时少去公共场所,避免传染。

到了惊蛰,天气明显变暖,饮食应清温平淡,多食用一些新鲜蔬菜及蛋白质丰富的食物,如春笋、菠菜、芹菜、鸡肉、蛋类、牛奶等,增强体质抵御病菌的侵袭。饮食宜清淡,油腻的食物最好不吃,刺激性的食物,如辣椒、葱蒜、胡椒也应少吃。

正所谓"正气内存,邪不可干",要刹住邪风外气对人体的侵袭,一定要先找找内因才行。离开了内因,任何外因都无法发挥作用,所以光找外因是没有用的。具体说来,就是我们要以阴阳平衡为原则,合理调整饮食习惯,彻彻底底地给我们的身体来一次"大扫除",以保证气血畅通,阴阳平衡。

春天湿热的气候环境十分适宜病毒和细菌的生存和扩散,所以,针对这一点,在春天,我们还可以多食用一些清热解毒的药物来帮助我们抵御病毒的侵害。生活中常见的薄荷、葛根、白兰根等,都是这类药物的代表。

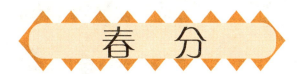

春 分

又是一年春分到,养生勿忘多喝汤

春天,风多雨少,气候干燥,气温变化反复无常,易使人体免疫力和防御功能下降,诱发一些春季常见的疾病。因此,合理的调整饮食就显得尤为重要。人们在春季的营养构成应该以高热量为主，同时摄取足够的维生素和无机盐。而多喝汤无疑是个不错的选择。因为汤除了可以补充营养外，还容易被人体吸收。除此之外，春季进补汤水还可以提高免疫力，预防感冒，有增强体力、强壮身体的作用。

汤，既有营养，也比较容易消化。不过，喝汤也是有讲究的。很多人以为，喝汤是一件很简单的事，殊不知，只有科学地喝汤，才能既吸收营养，又避免脂肪堆积。下面，我们就一起来了解下春季喝汤中容易走进的误区吧。

误区一：只喝汤，不吃汤中的食物

很多人认为，喝汤喝汤，既然说是喝汤，那只要把汤喝光就算是完成任务了，至于汤中的食物，则没必要食用。针对这个观点，曾经有人专门将汤中的食物和汤进行了对比实验，结果发现，食物中的蛋白质是多于汤的，所以虽然煮的时间过长，食物在口感方面发生了一些变化，但它仍是非常有营养的，所以最好还是将食物与汤一起食用。

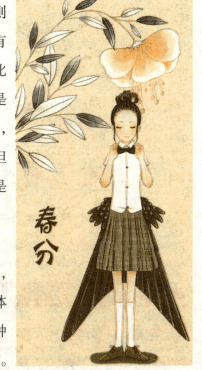

误区二：只喝食材单一的汤

每种食物都有其固定的营养价值，没有任何一种食物可以包含我们人体所需的全部营养，所以总是喝同一种食品熬成的汤，营养肯定是不全面的。

因此，我们在煲汤的时候，不要单独选择一种食材，可以同时使用几种食材。这样不仅可以使汤的鲜味更加浓厚，还能增加汤中的营养。

误区三：喝汤要趁烫

很多人喝汤时都爱说上一句："趁热喝。"也有不少人认为，刚煲好的汤，就应该立即喝掉，这样汤的营养才不会丢失。事实上，我们人体的口腔、食道、胃黏膜最高只能忍受60℃的温度，超过这个温度，就会造成黏膜烫伤。虽然能够自我修复，但是长期反复的损坏，就会产生诱发食道癌的风险。

误区四：饭后再喝汤

这更是一种错误的喝汤方式，人体在饭后已经进入消化的状态，所以饭后喝汤只会让还没有消化的食物在我们的体内堆积，很容易引发肥胖。最好的方式就是在吃饭之前先喝几口汤，既能将口腔、食道先润滑一下，以减少干硬食品对消化道黏膜的不良刺激，还可以促进消化腺分泌，起到开胃的作用。在进食中搭配着喝汤也会对消化起到很好的帮助。

误区五：汤水泡米饭

喜好用汤水泡米饭是很多人从小养成的一个习惯。但长期如此，会造成消化功能减退，甚至导致胃病。这是因为汤水泡饭，会使人们省略了咀嚼的时间，加大患胃病的几率。

立春时节，乍暖还寒，天气难免有些湿冷，四周的湿气经常令人浑身都不舒服。其实"湿"并不仅仅局限于外在环境，从中医的角度看，人体内同样也有湿气。若体内积存太多水分，容易使人浑身酸痛，四肢困倦乏力，此时应选择一些温胃祛湿的汤水辅助调理

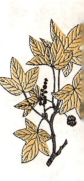

机体。接下来,笔者就推荐一款木瓜花生玉米鱼汤。

取木瓜约500克,玉米(连衣、须)1个,花生仁50克,生鱼1条,猪瘦肉100克,红枣3个,生姜3片。将木瓜削皮去瓤,洗净,切为角块状;玉米洗净,切为短段;花生洗净,稍浸泡;生鱼宰洗净去肠杂,下油锅慢火稍煎至两边微黄;猪瘦肉洗净,切大块。将所有食材一起放进瓦煲内,加入适量清水,大火煲沸后改用小火煲约1~1.5小时,调入适量食盐和生油即可食用。

木瓜具有祛湿和胃、滋脾益肺、消食止呕的功效,适用于风湿痹痛、肢体酸重、筋脉拘挛、呕吐腹泻、脚气水肿等证。立春时节适量食用玉米对人体也有调中开胃、利水渗湿的功效,并有降低胆固醇、预防动脉硬化和冠心病及抗癌作用,适宜春季食用。

寒暑此时定,养阳补阴保平衡

古书记载,"春分者,阴阳各半也。故昼夜均而寒暑平。"一个"分"字就道出了昼夜与寒暑的界限。农历书记载"斗指壬为春分,约行周天,南北两半球昼夜均分,又当春之半,故名为春分"。

春分节气平分了昼夜、寒暑,更为重要的是阴阳。《素问·至真要大论》记载:"谨查阴阳所在而调之,以平为期。"意思就是说,人体要顺应这种春分时节的阴阳平衡,使脏腑、气血、精气的生理运动与"外在运动"即脑力、体力和体育运动和谐一致。明白了平衡的原理,我们就清楚了其中的调治之法。

从季节来讲,春分只是在这一天达到了阴阳平衡。在此之前,自然界的阴气强于阳气，在此之后，自然界的阳气胜过阴气。也就是说，这一天和秋分一样，既是阴阳平衡的一天，也是阴阳势力开始重新分配的临界点、转折点。与之相对应，人体内的阴阳之气，也会随之发生改变。在这个时候，稍不注意，人体就容易气血紊乱，导致疾病的发生。

中医认为，这种节气的转换时刻往往是一些旧病复发、重病转危病的关键时刻。中医学认为，养生应该因时而变。根据时节的变化改变养生方法，从生理和心理上保持人体的阴阳平衡状态，这是养生保健的关键。人的身体之所以会生病是因为阴阳失去平衡，造成阳过盛或阴过盛，阴虚或阳虚。只要设法使太多的一方减少，或使太少的一方增加，使阴阳再次恢复原来的平衡，疾病自然就会消失于无形了。

在这个时节，人体血液正处于旺盛时期，激素水平也处于相对高峰期，所以，最易引起如高血压、月经失调、痔疮及过敏性疾病等常见的非传染性疾病。对于这些疾病我们也应当给予高度的重视。《素问·骨空论》中所说："调其阴阳，不足则补，有余则泻"。所以，我们在情志、运动及饮食上都应遵循"虚则补之，实则泻之"的原则，对身体阴阳的平衡进行调整，从而达到杜绝疾病，健体强身的目的。

春分与惊蛰同属仲春，从节气惊蛰到春分，正是春回大地，万物生长欣欣向荣的阶段。惊蛰后的天气明显变暖，细菌病毒也同样迅速生长繁殖，中医主张要进行饮食调养，增强体质抵御疾病。在饮食方面，要注意克服诱惑，好吃的东西未必对人体有益。清淡、易消化的食物，如大米粥、薏米粥、赤豆粥、莲子粥、青菜粥等，既能提高人体免疫功能，又有健脾养肝、补肺肾、调补气血的功效，此时可多食用些。油炸、生冷、甜腻之物则应尽量少吃或不吃。也不要偏重某一味或某一性，如偏寒、偏热、偏升、偏降、偏散、偏收。比如，姜是发散的，萝卜是收敛的，这两样东西都可以吃，但要有所调剂。吃偏寒的螃蟹，不要忘了加点偏热的生姜；吃狗肉等热性食物之后，不要忘了吃点梨等清淡的水果。

春天肝气旺，而肝气旺易伤脾，所以这个季节要少吃酸、多吃甜食以养脾。在这里，推荐锅巴。

锅巴是煮米饭时锅底所结之物，经低温烘烤而成，又香又脆。据现代科学分析，锅巴所用的粳米，含有淀粉、蛋白质、脂肪、维生素A、B_1、E、纤维素和钙、磷、铁等矿物质。有补脾、养胃、滋养的功效。粳米经炒、烘、烤之后，食之味香，促进食欲，还有消食导滞、收敛止泻的功效。因此，春天多食锅巴有益。除淀粉外，其他成分大多藏于米粒胚芽和外膜里。经过低温烘烤，外层的营养成分多被破坏，部分淀粉也分解了，故食时极易被消化。此外，微炭化后的锅巴，还能吸附肠腔里的气体、水分和细菌的毒素，达到收敛止泻的作用。

另外，春分时节，春光明媚，百花盛开，是到郊外踏青运动的好时机。欧阳修对此曾有过一段精彩的描述："南园春半踏春时，风和闻马嘶，春梅如豆柳如眉，日长蝴蝶飞。"顺应这个节气的特点，多做一些户外运动，也能使脏腑、气血、精气的生理运动与"外在运动"，即脑力、体力和体育运动和谐一致，达到阴阳平衡的目的。

吃对时令食物，收获美丽和健康

看着窗外夭夭的桃花，你有没有感到一股春天的气息扑面而来？春天固然是万物欣荣，生机蓬勃的好时节，却也是人体生理机能、新陈代谢最活跃的时期。绵绵的春雨、潮湿的天气、乍暖还寒的气候，稍不注意，感冒就极易找上门来。所以，在这个季节，怎么吃、吃什么最养生就成了一个摆在人们面前的不可回避的问题。

关于春天的饮食，民间的说法很多，传统中医对此自然也有颇多讲究。下面就一起来认识一下最适合在春天吃的健康食物吧！

（1）蜂蜜

中医认为，蜂蜜味甘，入脾胃二经，能补中益气、润肠通便。春季气候多变，天气乍寒还暖，人在这种天气里非常容易感冒。此时常常食用些蜂蜜就可以轻轻松松将感冒拒之门外了。蜂蜜为什么能起到预防感冒的作用呢？这是因为蜂蜜中富含丰富的矿物质和维生素，能清肺解毒，增强人体免疫力。可以说，蜂蜜是春季最理想的滋补品。因此，在春季，如果每天能饮用1~2匙蜂蜜，以1杯温开水冲服或加牛奶服用，就可以达到滋补身体的目的。

需要注意的是，食用蜂蜜不可以用开水冲服或高温蒸煮的方法。因为不合理的加热，使蜂蜜中的酶失去活性，抑菌作用下降，营养物质被破坏。另外，高温还会令蜂蜜特有的香味和滋味受到破坏而挥发，在口感上也会发生改变，产生原本不属于蜂蜜的酸味。食用蜂蜜的最佳方法就是用60℃以下的温开水或凉开水稀释后饮用。

(2) 春笋

俗话说："春雨一夜，春笋一寸。"春天正是吃笋的好时节，经过几场春雨的滋润，美味的春笋纷纷破土而出，赶来人们的餐桌报到了。春笋肥嫩爽口，营养丰富，且荤素百搭，任何菜中只要加上一点春笋，就能收到画龙点睛的奇效。淡淡的清香，浓浓的鲜味，保准让您胃口大开，领略舌尖上的美味。

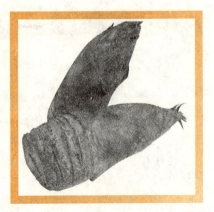

春笋的营养价值很高，它含有充足的水分、丰富的植物蛋白以及钙、磷、铁等人体必需的营养成分和微量元素，特别是纤维素含量很高。春笋还享有"人体清道夫"的美誉，这是因为其所含的膳食纤维可以增加肠道水分的储存量，促进胃肠蠕动，降低肠内压力，减少粪便黏度，使粪便变软有利排出。现代医学研究发现，常食春笋不光能帮助消化、防止便秘，还能够预防肠癌。经常食用春笋还可辅助治疗高血压、高血脂、高血糖，对消化道肿瘤及乳腺癌也有一定的预防作用。对于想减肥的人来说，春笋也是最理想的食物之一，因为春笋能够吸附脂肪、促进食物发酵、帮助消化和排泄。

(3) 菠菜

菠菜是一年四季都有的蔬菜，但以春天的为最佳。春季的菠菜根红叶绿，鲜嫩异常，最为可口。中医认为，菠菜性甘凉，能养血、止血、敛阴、润燥。春季上市的菠菜对解毒、防春燥颇有益处。

取新鲜连根菠菜100克，洗净后用手撕开。另取100克粳米淘净，加水煮粥至米烂汤稠，临熟放入菠菜，加食盐调味即成菠菜粥。这道菠菜粥特别适宜于老人、小孩和病人，既富营养又易吸收。具有补血、止血、和血、润肠的效用，可于每日早晚餐食用。还可用于缺铁性贫血、衄血、便血、坏血病以及大便涩滞不通等症的食疗。不过，菠菜含草酸较多，不利于钙和铁的吸收，所以食用菠菜时宜先用沸水焯烫一下再进行加工制作。

（4）樱桃

樱桃素有"春果第一枝"的美誉。樱桃果实肉厚，味美多汁，色泽鲜艳，营养丰富，铁的含量尤为突出，超过柑橘、梨和苹果20倍以上，居水果首位。樱桃性温，味甘微酸，具有补中益气，调中益颜，健脾开胃的功效。春食樱桃可发汗、益气、祛风及透疹。不过，樱桃属火，所以不可多食，身体阴虚火旺更要少食或忌食。

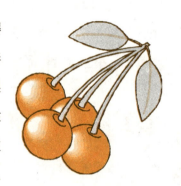

（5）大枣

孙思邈说过："春日宜省酸增甘，以养脾气。"意思是说，春季宜少吃酸的，多吃甜的。中医认为春季为肝气旺盛之时，多食酸味食品会使肝气过盛而损害脾胃，所以应少食酸味食品。人们在春天里的户外活动比冬天增多，体力消耗较大，需要的热量增多。但此时脾胃偏弱，胃肠的消化能力较差，不适合多吃油腻的肉食，因此，热量可适当由甜食供应。大枣正是这样一味春季养脾佳品。

大枣能补脾、养气血、健胃，春天的时候食用一些，就能给正走下降趋势的脾胃功能加把劲，使它旺健起来。用蜂蜜、炒焦的大枣与红茶用开水冲泡。一个春天喝下来，就能够生津健脾，补气，润大肠，滋润皮肤。所以老人们常说的"门前一棵枣，红颜直到老"不是没有道理的。

(6) 葱、姜、蒜

一说到葱、姜、蒜，很多人就想到了调味品。事实上，除了调味，它们还有重要的药用价值：可增进食欲、助春阳，还具有杀菌防病的功效，可预防春季最常见的呼吸道感染。春季也是葱、姜、蒜在一年中营养最丰富、最嫩、最香、最好吃的时候。北方人春天爱吃的小葱炒鸡蛋或小葱蘸酱，都是很有营养和顺应节气的最佳吃法。

桃花夭夭春意浓，春分还须防故疾

俗话说："百草回芽，百病易发。"春天是一个好发病的季节，此时正是气候交替的过度时节，若不重视保健或过食辛热助火之品，再被时令之邪引发，一些旧病宿疾即易复发。好多老毛病，如偏头痛、慢性咽炎、慢性支气管炎、过敏性哮喘、高血压、精神病等，都容易在春天复发。所以这时应特别关爱自己的身体，从衣、食、住、行各方面进行调摄，积极防病治病。

中医学认为，从立春开始，人的阳气就开始从内脏往外走了。到了春分，人的气血一半在里面，一半在外面。随着气温的逐渐升高，人体阳气也会越来越盛。在体内大量气血从里向外走的过程中，最容易出现健康问题。气血运行到原来有问题的身体部位，就会出现阻碍，从而引发心脏病、关节炎等故疾。

据统计，以下几种旧病在春天的复发几率是最大的：

(1) 肝病

春季肝木主令，阳气升发，易助长体内不平之气，导致肝病在春天复发或加剧。对慢性迁延性肝炎和肝硬化患者来说，春天的气候和自然环境，更是一种"诱惑"。此时，应该"居安思危"，除积极医治原发病和并发症外，不可疲于旅游观光和探亲访友，以免过于消耗精力和体力。还要避免工作过度劳累，戒烟酒，不可暴饮暴食或过食肥腻，并注意保暖，预防感冒。

(2) 胃病

中医说："肝旺于春。"不但肝脏疾病容易在春季复发，而且由于肝气失调，失于疏泄，横逆犯胃，导致胃失和降，因而胃病也易在此季节复发。

防止胃病复发，要注意饮食调养，少吃多餐，定时定量，以营养丰富、低脂低糖、容易消化的饮食为佳，忌油煎炸、酸醋辛辣、生冷热烫、过浓或过咸，尤应忌烟酒茶糖。另外，在乍冷乍热的春季，还要注意做好保暖。出外旅游，要避免过劳。正在接受治疗的患者，应按时服药。

(3) 关节炎

关节炎病人对天气变化甚为敏感。春天气温时高时低，时风时雨，关节炎患者多因此而症状加重。所以，关节炎患者此时应注意关节保暖，尤其是脚部保暖，如果受寒，应及时用热水泡脚以促进血液循环。

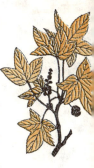

(4) 精神病

春季人的情绪极为活跃，变化无常的天气极易激发各种情绪，而精神病患者对气温、湿度和气压等气象要素的反应比正常人更为敏感，并且对不同天气有不同表现。统计表明，每年的3～5月是精神病复发的高峰期，故民间有"菜花黄，痴子忙"的说法。因此，应注意科学护理，保证充足的睡眠、按时服药，给病人创造一个舒适的环境，以便平安地度过"多事之春"。发现有情绪异常者，应及时就医。

(5) 冠心病

统计资料表明，67%的心肌梗死病人发病与寒冷有关。寒冷可能刺激冠状动脉痉挛，减少心肌的血液供应，诱发心肌梗死。早春时节，气候多变，忽冷忽热，对冠心病患者极为不利，会使已患冠心病的人病情恶化。流行病学调查表明，每年3、4月是心肌梗塞发病高峰期。因此冠心病患者一定要注意保暖，切不可掉以轻心。

(6) 风湿性心脏病

研究表明，春天还是风湿性心脏病复发率极高的季节。该病主要由风湿热反复发作侵犯心脏引起。春天常因寒冷、潮湿、过度劳累以及上呼吸道感染后复发或加重。患者应加强体育锻炼，避免劳累，避免上呼吸道感染，多食新鲜蔬菜，注意防寒、防风保暖等。

(7) 肾炎

慢性肾病常在春季复发，主要诱因是感冒与过敏。这是由于肾脏病患者感冒后，降低了身体的抵抗力，致使其他细菌入侵，引起继发性细菌感染，进一步削弱病人的抵抗力，通过一系列反应而引起免疫复合物性肾炎，使病情加重。肾功能不全患者甚至有可能导致尿毒症。

因此，春季肾病患者一定要防感冒，一旦发现自己出现如感冒后有浮肿、尿血等症状一定要赶紧去就医。

（8）哮喘病

春季，大自然百花争艳，鸟语花香。这时外源性致敏原如花粉、羽毛多了起来。外出之时，接触野外螨类的机会也有所增加，从而增加了哮喘病复发的机会。哮喘病人对气象要素的变化适应性差、抵抗力弱，极易引起复发或使病情加重或恶化。

因此，必须加强自我保健，防患于未然。要避免与致病的过敏原接触，还要调理脾胃，不使痰浊内生。对于先天五脏虚弱之人，要加强锻炼，补充肺肾元气。出外旅游踏青，要量力而行，防止过于劳累。否则也容易诱发哮喘。

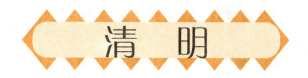

清 明

满街杨柳绿丝烟，过敏性鼻炎太扫兴

阳春三月，气温逐渐升高，郊外的桃花、玉兰花、樱花等众多花卉都纷纷绽开了笑脸。此时邀上三五个好友一同去郊外踏青，尽情徜徉在大自然的怀抱，既能愉悦身心，又能强健体魄，真是惬意之极。可是，每逢风和日丽、百花争艳的时候，有些人就觉得鼻中发痒、鼻阻、打喷嚏、清涕如水，或头昏头痛。这是怎么回事呢？原来，都是过敏性鼻炎惹的祸。

医学上将过敏性鼻炎分为常年性鼻炎和季节性鼻炎 2 种，在临床上要将这 2 种疾病鉴别开来。常年性过敏性鼻炎，是指每年过敏性鼻炎的症状持续在 9 个月以上，多为室内的过敏原，如尘螨或其粪便所致。常年性过敏性鼻炎一年四季都有症状，在螨繁殖最多的时节加重。春季过敏性鼻炎属于季节性过敏性鼻炎。所谓季节性过敏性鼻炎，就是每年只在特定的季节才会发作，是由花、草、树木等引起的。因此，季节性过敏性鼻炎又称枯草热或花粉症，其发病有着明显的季节性，多在春秋两季发生。

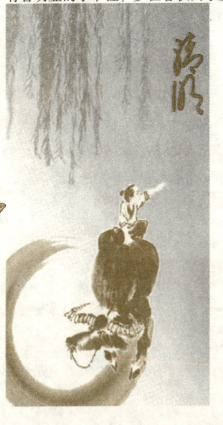

现代医学研究发现，春季过敏性鼻炎可发生于任何年龄，但以青年人较为常见。发病有显著的季节性，总是伴随着春天的到来而出现，患者每到花粉播散季节便开始发病。发病时眼睛发痒、结膜充血、严重者水肿，很容易被误诊为常见的结膜炎。也有许多病人表现为打喷嚏、清涕如水，而且等花期一过，就不治而愈了，所以也常被误诊为感冒或热伤风，等到第 2 年、第 3 年同一季节、同一时间又出现同样的症状时，才开始怀疑该病的性质并开始正确的治疗。

导致春季过敏性鼻炎高发的原因主要有2个：一是春季温差变化大，二是春季过敏原增多。春季昼夜温差变化大，对过敏体质者来说是一种刺激。此外，春暖花开，霉菌活跃，也易诱发过敏性鼻炎。

所以，要防治过敏性鼻炎，最根本的保健措施就是先找出引起自己过敏的物质，即过敏原，并尽量避免它。诱发过敏性鼻炎发作的过敏原都有哪些呢？

（1）室内尘土

室内尘土是引起过敏性鼻炎的常见过敏原之一，其构成复杂，是各种物质的大杂烩，包括了动物性、植物性和化学性等多类物质。

（2）花粉

并不是所有植物花粉都能引起发病，只有那些花粉量大、植被面积广、变应原性强并借助风来传播的花粉才最有可能成为过敏原。

（3）屋尘螨

螨的排泄物、卵、脱屑和其碎解的肢体，皆可成为变应原。最可怕的是，这种物质可能寄生于居室内的任何角落，让人防不胜防。

（4）羽毛

家禽或被褥、枕头、衣物中的羽毛以及家养观赏鸟脱落的羽毛，皆可为过敏原。

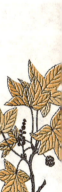

（5）动物皮屑

动物皮屑是最强的过敏原之一，易感个体若长期与有关动物接触，则可被致敏。致敏后再接触即使很小数量的皮屑，也可激发出鼻部症状，引发过敏性鼻炎。

俗话说，预防重于治疗。在日常生活中，要想彻底摆脱过敏性

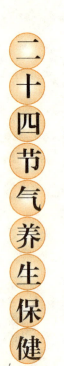

鼻炎的困扰，除了远离过敏原外，还需要注意一些生活细节：

中医认为，过敏性鼻炎是体质虚寒免疫功能低下而出现的一种症状，多是由于肺气不足，肺内的寒气排不出来所导致的，故治疗应以温阳益气为主。过敏性鼻炎患者必须注意增强体质，加强锻炼，注意防寒保暖，多食温补食物。只有体质增强、体质的虚寒状态解除了，过敏性鼻炎才可以治愈。

起居上要注意保暖，不给寒气偷袭人体的机会。鼻炎患者属虚寒体质，寒气最易损伤肺脾阳气，加重虚寒症状。低温食物可能造成呼吸道过敏反应加强，诱发过敏性鼻炎。因此，应当避免冰品、寒凉生冷之品。

油炸食物及含有农药的蔬菜水果也要尽量少吃。农药及劣质油在人体的氧化代谢过程中易产生过氧化物及自由基，影响免疫系统平衡，加强过敏反应。

清明易发高血压，肝气过旺是诱因

清明时节，冰雪早已经消融，草木也开始呈现出青青之色，天气清澈明朗，万物欣欣向荣。正如《月令七十二候集解》中所说："物至此时，皆以洁齐而清明矣。"这些物候的变化，为我们勾勒了一幅美丽的画卷，但在美丽的背后，养生却丝毫不容许马虎。清明前后，是高血压最容易发生的时候。

高血压是指体循环内动脉压持续增高，并可伤及血管、脑、心、肾等器官的一种常见的临床综合征。该病的发病率随着年龄的增加而增加。高血压患者冠心病和急性心肌梗塞的发病率也较正常血压者高出 3~5 倍。

高血压病人中，肝火旺者最多见。肝火旺是高血压最重要的起因。在五行中，春属木，与人体的肝脏相对应。肝主疏泄，春季是肝气向外舒展的季节。而肝脏的主要功能是调节全身的气血运行，如果肝气郁结无法向外舒发，就像一个闷壶一样一直这么烧着，人体气血运行就会出现紊乱的现象，进而诱发高血压。在清明之际，体内肝气最旺盛，肝气过旺，则会对脾胃产生不良影响，妨碍食物正常消化吸收，同时还会造成情绪失调、气血运行不畅，从而引发各种疾病。因此，这段时间是高血压病和呼吸系统疾病的高发期，需要人们对其重视起来。

清明

（1）饮食宜清淡，多吃新鲜的蔬菜和水果

常吃素食可使高血压患者血压降低。高血压患者应多吃粗粮、杂粮、新鲜蔬菜和水果、豆制品、瘦肉、鱼、鸡等食物，少吃动物油脂和油腻食品，少吃糖、浓茶、咖啡等刺激性食品。每天坚持吃 5~6 份蔬菜和水果，可使中风的危险性下降 10%~30%。

（2）控制盐的摄入

我们知道，食盐能吸收水分，如果吃盐过多，就会引起人体总的血容量增大，导致血压上升。减少食盐，就能控制高血压的发病率。联合国卫生组织建议，高血压患者每日食盐的摄入量应不超过 3 克，糖尿病高血压患者应不超过 2 克。这其中也包括通过各种途径，如酱油、咸菜、味精等调味品摄入盐的量。

（3）控制胆固醇、脂肪酸的摄入

长期患高血压的病人，动脉血管在高压下都会受到不同程度的损害。高血压患者要限制脂肪的摄入，尤其是动物脂肪，因为动物

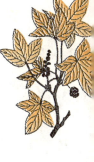

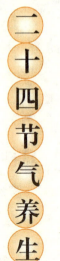

脂肪中胆固醇含量高，摄食较多则血中胆固醇必然升高。胆固醇沉积在血管壁上，容易促使动脉硬化的发生。

(4) 增加钾的摄入

高血压患者除了要遵守定时定量、不暴饮暴食、少甜低盐等通用法则外，还应增加钾的摄入。钾可以和钠盐进行中和，有效防止高盐摄入引起的血压升高。增加钾的摄入量有利于钠的排出，对轻型高血压患者具有明显的降压作用。每天吃香蕉或橘子250～500克，或用香蕉皮100克煎水代茶，是一个不错的选择。

(5) 戒烟限酒

吸烟会导致高血压。这是因为烟叶内含有的尼古丁（烟碱）会兴奋中枢神经和交感神经，使心率加快，同时促使肾上腺释放大量儿茶酚胺，使小动脉收缩，导致血压升高。因此，有高血压的人应立即戒烟。大量饮酒，高浓度的酒精会导致动脉硬化，加重高血压。

(6) 心情舒畅，动中有静

清明节前后，人们的情绪波动较大，特别是患有高血压病的人，由于过于怀念亲人，寝食不安，极易造成血压升高。因此，高血压患者应当尽快减轻和排除异常情绪反应，保持情绪稳定。另外，高血压患者宜选择动作柔和、动中有静的太极拳等锻炼方式，避免参加带有竞赛性的活动，以免情绪激动；避免做负重性活动，以免引起屏气，导致血压升高。

清明时节野菜香，又好吃来又治病

清明时节雨纷纷，连绵的春雨过后，一大簇一大簇的野菜就纷纷从塘边、地头、田埂边、小河旁、荒芜的土壤里钻出来了。扫墓或踏青后挖些野菜带回家，成了不少人的必然之选。自己动手采摘野菜，不仅能体验到采摘野菜的乐趣，感受春天的气息，还能呼吸乡下新鲜的空气，一举两得，何乐而不为？回家后，尝一尝亲手采摘的野菜，肯定别有一番风味，心情也会幡然转晴。

清明时节正是野菜盛产的时候。吃腻了大鱼大肉，在春天吃点时令的野菜，不但味道鲜美，而且可以起到很好的保健作用。我国历来就有"医食同源"的说法，这一点在野菜身上被体现得更为明显。众所周知，野菜营养丰富，富含人体所需的多种微量元素，还有很高的药用价值。所以春天适当多吃点野菜，对人体十分有益。

需要注意的是，春天吃野菜虽然既美味又养生，但为了吃得健康，还是要适量，不要偏食贪多，而且最好先了解各种野菜的性味及药用价值，再酌情进行选择。大多数野菜性凉，胃寒体虚者食用时要多加注意。那些容易过敏的人尤其要谨慎食用。

另外，去郊外采摘野菜时，也应当留个心眼。那些生长在马路边、化工厂附近的野菜，就算长得再茂盛也不能采；公园里的野菜可能打过农药，也不宜采摘；颜色鲜艳的野生蘑菇更是坚决不能采食，以免吃了引起中毒。一些有毒的野菜如野芹菜、野胡萝卜、野蘑菇等，如果误食，轻则会导致吐泻、头晕，重则会引发生命危险。如果食用野菜后出现胃痛、恶心、呕吐、腹泻等疑似食物中毒的症状，要立即停止食用，并尽快就医。下面介绍几款人们日常生活中最常见、最常吃的野菜：

(1) 苦菜

苦菜在我国大部分地区都有生长，又叫苦荬菜、苣菜、败酱等。苦

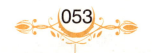

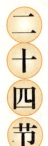

菜味苦性寒，有清热凉血、解毒、消肿排脓的功效。苦菜中还含维生素C及大量铁质、蛋白质、脂肪、糖类、胡萝卜素、维生素B及钙、磷等。春天食用清热凉血、降内热，可减少因内热而外感风寒的疾病。

(2) 马兰头

马兰头，又叫马兰、螃蜞头草、田边菊等，我国大部分地区路边及田野有生长，也有人工栽培。其含有丰富的维生素C、维生素A、蛋白质、脂肪、钙、铁等，味辛性凉，清热解毒，凉血止血，对于口腔溃疡、咽喉肿痛、衄血、血痢等都有一定食疗作用。马兰烹熟调味后，美味可口，是深受广大家庭喜爱的野菜之一，并有一定的药用价值，经常食用可达到清火明目的目的。

马兰头有白梗、红梗之分，以红梗为佳。可以凉拌，亦可做馅包饺子，还可以晒干后烧肉。若用以明目，可与猪肝炒食；若目赤胀痛，可与菊花脑各半凉拌。

(3) 荠菜

荠菜又名鸡心菜、香荠、扩生草等。目前除野生外，在我国各地均有栽培。荠菜性凉，味甘淡，气清香，无毒性。荠菜中含有蛋白质、胡萝卜素和多种维生素，此外，还含有钙、铁、脂肪及大量的粗纤维等营养成分，又有良好的治病功效。荠菜中的荠菜酸

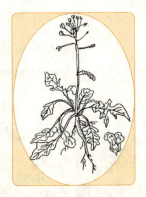

有明显的止血作用，常用于凉肝止血、明目降压、利湿通淋，也可用于痢疾、水肿、淋病、吐血、鼻出血、乳糜尿、尿血、便血、目赤疼痛等症。荠菜煎水有预防麻疹作用，还有降低血压作用。为了不影响对钙质的吸收，食用前应先焯水去草酸。

(4) 刺儿菜

刺儿菜是菊科植物小蓟的全草或根，在我国大部分地区都有生长，常在路旁、沟岸、田间出现，人们也称其为小蓟、蓟蓟菜。刺儿菜含生物碱、皂苷等，味甘、苦，微寒，有凉血止血，清热解毒的功效。早在《本草纲目》中就记载了其"清火疏风豁痰，解一切损伤，血崩白带"的功效，《本草拾遗》认为它"破宿血，止新血"，《上海常用中草药》也有其"清热止血，降压，散瘀消肿，治各种出血症，高血压，黄疸，肝炎，肾炎"的记载。现代医学研究发现，刺儿菜对溶血性链球菌、肺炎链囊球菌、结核杆菌都有抑制作用，常被应用于急性传染性肝炎、高血压及一切出血。

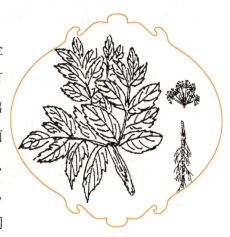

(5) 蒲公英

又名黄花地丁、乳浆草、古古丁等。其味苦，微甘，无毒。功能清热解毒，强壮筋骨。对肝炎转氨酶升高、胆囊炎、急性结膜炎、急性乳腺炎等都有良好的治疗作用。蒲公英略有苦味，味道鲜美清香且爽口。可生吃、炒食，也可做汤、炝拌，风味独特，深受人们喜爱。

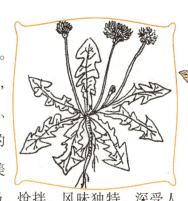
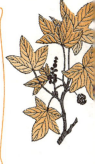

(6) 鱼腥草

有的地方也叫它芦蒿，属三白草科植物，名见《名医别录》。唐代的苏颂说它"生湿地,山谷阴处亦能蔓生,叶如荞麦而肥,茎紫赤色,江左人好生食,关中谓之'菹菜',叶有腥味,故俗称'鱼腥草'。"鱼腥草味辛,寒凉,有利尿、解毒、消炎、排毒、祛痰的作用。对肺脓疡、痈疖等化脓性炎症有特效。

寒食八品香又甜,过食反易伤脾胃

清明节又称"寒食节"。这一习俗是怎么流传下来的呢?这里面有一个典故:

相传这一习俗是为了纪念春秋时晋国的介子推。当时,介子推与晋文公重耳流亡列国。有一次,重耳饿晕了过去,介子推为了救他,便割下自己的肉给重耳吃。十九年后,重耳回国做了君主,对那些和他同甘共苦的臣子大加封赏,唯独忘了介子推。有人在晋文公面前为介子推叫屈,晋文公猛然忆起往事,心中有愧,于是立刻差人去请介子推上朝受赏封官。可介子推不求利禄,已经带着老母亲归隐绵山了。晋文公派军上绵山搜索,没有找到,于是下令放火烧山,三面点火,独留下一方,心想等大火烧起来了,介子推准会自己走出来的。这场大火一烧就是三天三夜。可直到火熄灭,也始终没见到介子推走出来。上山一看才发现,介子推母子俩抱着一颗烧焦的大柳树,已经死了。文公见烧死了救命爱臣,疼痛不已,望着介子推的尸体哭拜了好一阵。安葬遗体时,晋文公发现介子推脊梁堵着的柳树洞里好象有什么东西。掏出一看,原来是片衣襟,上面题了一首血诗:"割肉奉君尽丹心,但愿主公常清明。柳下作鬼终不见,强似伴君作谏臣。倘若主公心有我,忆我之时常自省。臣在九泉心无愧,勤政清明复清明。"晋文公看后,为介子推的忠心感动不已,将血书藏入袖中,然后把介子推和他的母亲分别安葬在了那棵烧焦的大柳树下。为了纪念介子推,他下令把绵山改为"介山",在山上建立祠堂,并把放火烧山的这一天定为寒食节,晓谕全国,每年这天禁忌烟火,只吃寒食。慢慢地,清明吃寒食的习俗就这样流传下来了。

直到今天,有些地方还保留着在清明节禁火吃冷食的习惯。老北京人对于传统的"寒食八品"更是情有独钟。要说这熟食八品,从材料的准备到成品的出炉,整个制作过程是十分有讲究的,加之口味清香,受人喜欢也就在所难免了。外出踏青、郊游时带上一些,一边欣赏美景,一边大饱口福,既方便又惬意。就算是平时茶余饭后吃上一点,也是一种很好的享受。但是,我们常说"过犹不及",凡事都要有度,有些人家每逢清明节就不开火,只吃寒食,这就有点过了。

实际上,完全吃寒食的做法是很不利于身体健康的。因为从养生的角度看,在清明时节,凡是耗损或阻碍阳气的情况都应该予以避免。我们常说春天要助阳升发,这里所说的阳气升发指的就是脾胃的运动收缩。正因为春天是阳气生发的季节,所以人在春季食欲通常都比较好。如果不注意饮食适度,保护脾胃的正常功能,过分进食冷食,就会伤及脾胃功能。冷食对胃黏膜产生的不良刺激,会直接影响胃液的分泌,减弱胃的消化能力,甚至导致胃肠炎、溃疡病的发生。胃的机能被削弱了,就无法为机体提供足够的营养和动力,气血的生化和正常运行自然也会受到影响,许多疾病就随着发生了。

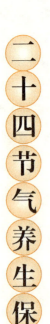

二十四节气养生保健说明书

谷 雨

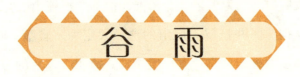
调畅情志，健脾祛湿喜迎夏

　　谷雨有"雨水生百谷"之意，它也是春季的最后一个节气。这个节气之后，降雨量逐渐增多，空气湿度增大，十分有利于谷类作物的生长。但从中医养生的角度来看，潮湿的环境却会对人体产生一些不适的影响，给人的健康带来不少烦恼。这也就解释了为什么不少人一到这个时候就会出现胃口不佳、身体困重不爽等症状，由内到外都不舒服。伴随着人体抵抗力的下降，很多病菌也会乘虚而入侵犯人体，带来各种疾病。

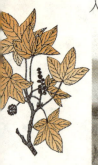
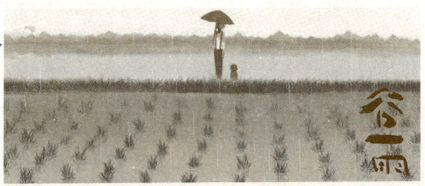

　　所以，要想预防疾病，就要祛除体内的湿气。谷雨时节养生最重要的就是健脾祛湿，要注意扶助脾胃阳气，增强脾胃运化功

能，兼益肺肾、外祛风寒湿邪，使人体内的生理变化适应外界自然环境的变化。

专家建议，祛湿可以适当吃点薏米、冬瓜等利水、清热的食物，包括赤豆、薏仁、山药、冬瓜、藕、海带、竹笋、鲫鱼、豆芽等。此外，饮食最好清淡些，少吃油腻的、酸性食物和辛辣刺激的食物，否则会使肝火更旺，伤及脾胃。

除了吃一些补脾的食物以外，还要注意不可肝火过旺，因为肝火旺则伤脾，伤脾则不思饮食。很多人发脾气的时候总喜欢说"气饱了"、"气得吃不下饭"，就是这个道理。

谷雨时节，白天气温已经比较高了。不少人天一热就习惯选择冷饮来降温，这样的饮食方式是不可取。过量食用寒凉食物，不仅不利于祛湿，反而会助湿。尤其是儿童，由于脏腑发育还不完善，过量食用寒凉的食物，会导致脾胃虚寒，出现腹痛、腹泻、厌食等，严重的还会使胃肠道局部受刺激，蠕动加快，运动功能失调，从而导致孩子经常性腹痛。

要想祛除体内的湿气，除了饮食上需要调理外，日常的生活作息也非常重要。可以适当晚睡，但还是要早起。另外，不要过早开空调，否则会带来空调病。空调制造出的"寒"与空气中的"湿"相"碰撞"，更不利于脾胃的调养。

春季气候温和，是室外运动的好时机。此时最好选择一些舒缓的运动，如慢走、太极等，稍稍出汗就可以缓解体内的湿气，切不可盲目追求过分激烈的运动，以免伤气、伤阴。谷雨时节，还要注意情绪的调整，要学会放松心情。

此外，要祛体内的湿气，从中医角度讲，还可采用刮痧、拔火罐等方法，不过在选择此类治疗方法时，最好选择专业的机构，也不建议次数过于频繁，否则也易导致气血不旺。

在这个春暖多雨的时节，如果您有条件，不妨在家中为自己做上一道鲜土茯苓眉豆猪脊骨汤。新鲜的土茯苓配伍眉豆煲猪脊骨，气味醇和清润，具有健脾祛湿之功效，男女老少都可以喝。具体做法如下：

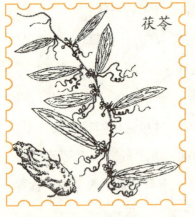

茯苓

取鲜土茯苓400克，眉豆80克，猪脊骨500克，生姜3片。将鲜土茯苓刮去外皮、洗净，切块状；眉豆稍浸泡，洗净；猪脊骨洗净，用刀背敲裂。将各料与生姜一起放进瓦煲内，加入清水3000毫升，武火煲沸后，改为文火煲2.5小时，调入适量的食盐即可。此量可供3～4人用，眉豆、猪脊骨可捞出，加酱油等调料，佐餐食用。

土茯苓又名刺猪苓、过山龙、红土苓，为百合科植物光叶菝葜的块状根茎，性平，味甘、淡，归肝、胃经，具有解热毒、利水湿的功效，可用于皮肤湿毒、下焦湿热，主治各种皮肤病及泄泻、肾病。现代药理学研究发现，土茯苓含生物碱、微量脂肪油、皂甙、鞣质等成分，适用于多种癌病，对食管癌、胃癌、直肠癌均有显著的疗效。土茯苓多为干品入药，而鲜品多用于食疗汤品，因其除了有作为药品的功效外，还有鲜美清润之气味。眉豆在广东民间常作为祛除脚气水湿之用，猪脊骨有补髓增益之用，合而为汤，更具有健脾益气、祛湿利水、消除疲倦、强壮身体之功效。

每天梳头十分钟,阳气通达身体壮

《养生论》中主张:"春三月,每朝梳头一二百下。"春天是大自然阳气萌生、升发的季节,人体的阳气也顺应自然,有向上向外升发的特点,表现为毛孔逐渐舒展,循环系统功能加强,代谢旺盛,生长迅速。故而人们在春天的养生保健中必须顺应天时和人体的生理,一定要使肢体舒展,调和气血。春天梳头正是符合春季养生强身的要求,能通达阳气,宣行郁滞,疏利气血,当然也能壮健身体。

春季篇

● 谷雨

自古以来,历代养生学家就十分推崇梳头这一保健方法。古人常以指来梳头,称为"枥发"。北宋大文豪苏东坡以梳头作为健身妙方,常常"梳头百余下,散发卧,熟寝至天明。"在《酒醒步月理发面寝》一诗中,他说:"千梳冷快肌骨醒,风露气入霜莲根。"享年86岁高龄的南宋诗坛寿星陆游,也以梳理头发作为养生之道。到了晚年,他那稀落的白发中竟长出许多黑发来,高兴得顿生灵感,故有"客稀门每闭,意闷发重梳""破裘寒旋补,残发短犹梳""醒来忽觉天窗白,短发萧萧起自梳"的诗句留传。唐代医家孙思邈善于养生,正因他坚持"发宜常梳",荣登百余岁寿域。清朝慈禧太后每天起床后第一件事是让太监为她边梳发边按摩,这使她到了花甲之年仍满头秀发,老而不衰。春天万物复苏,梳头更可促使人体阳气升发,气血舒畅。

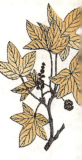

中医认为,头为诸阳所汇,百脉相通。发为血之余,肾之华。人体十二经脉和奇经八脉都汇聚于头部,有百会、四神聪、上星、通天、眉冲、太阳、率谷、印堂、玉枕、风池、哑门、医明等近50个穴位。梳头时按摩这些穴位,可加强人体经络与全身各组织器官之间的沟通，促使诸阳上升，百脉调顺，阴阳和谐，具有疏通经络、运行气血、清心醒目、开窍宁神、平肝熄风的功效。《诸病源候论·寄生方》说："栉头理发，欲得过多，通流血脉，散风湿，数易栉，更番用之。"可见，春天经常梳理头发可起到升发阳气、通畅百脉、祛病强身的作用。

明代《摄生要录》中说："发多梳，去风明目，不死之道也。"《焦氏类林》中说："冬至夜子时，梳头一千二百次，以赞阳气，经岁五脏流通。名为'神仙洗头法'。"《圣济总录·神仙导引》说："梳欲得多，多则去风，血液不滞，发根常坚。"研究表明，梳头时梳齿与头发的频繁接触摩擦，头皮末梢神经受到刺激后可产生电感应，通过大脑皮层，使头部神经得到舒展和松弛，有利于中枢神经的调节、加速血液循环、改善和增强对头皮及脑细胞的血氧供应、消除大脑疲劳、增强脑功能，使人思维敏捷、记忆力增强，从而延缓大脑的衰老。坚持梳头对预防感冒、高血压、脑动脉硬化、脑中风、老年性痴呆等病大有裨益。

中医认为疼痛的机理是"不通则痛，通则不痛"，而梳头能通络活血。《摄生要录》中说："发是血之余，一日一次，疏通血脉，散风湿。"当头皮受到梳理按摩的刺激后，产生的生物电流，可直透皮肤到达骨膜，解除血管痉挛，血流通畅而疼痛顿失。对肌肉紧张性头痛、神经性头痛、偏头痛、三叉神经痛、高血压头痛、神经衰弱头痛，梳头可起到良好效果。

《黄帝内经》中有"一日三篦，发须稠密"的名言；《养生方》中说，梳头具有"发不落而生"和"头不白"的奇效。研究表明，头皮层下面有一个神奇的造发系统，每一层组织不断地吸取营养和氧气来支持头发的生长。梳头时的温和刺激，通过神经反射作用，可促进头部血液循环，满足头皮及毛发的血氧需求，加快细胞的新陈代谢，使头发变得乌黑光润。

因此，我们都应养成天天梳头的好习惯，且必须要有耐心和恒心。以指梳发时，应十指微屈，从额前至枕后，从颞部至头顶，每回100次。用牛角或桃木梳子时，则由前额向后梳，用力适中，动作也要缓慢柔和，以2分钟内梳100次为1回，每天早晨梳2～5回，下午或傍晚再梳1次，以头皮有热、胀、麻感为佳，如早晚各1次则效果更好。

谷雨喝茶好处多，清肝明目最相宜

谷雨时节，细雨绵绵，桃花绽放，春茶也在这时节前后开始采收。所谓谷雨茶，是指谷雨时节采制的春茶，又叫二春茶。春季温度适中，雨量充沛，再加上经过一整个冬天的休养，这时的茶树芽叶肥硕、色泽翠绿、叶质柔软，富含多种维生素和氨基酸，滋味鲜活，香气怡人。

谷雨茶与清明茶同为一年中的佳品，不同的是，清明茶虽然冲泡出来的色泽好看，但经多次冲泡之后，味道就变淡了。而谷雨前这段时期的茶，泡起来色泽澄黄、汤色微混、香气浑厚，反复冲泡仍回味绵长。正所谓"阳春三月试新茶"。谷雨采摘的新茶，还具有生津止渴、消暑清热、祛病延年的功效，所以，懂茶的人通常会备些谷雨茶饮用。

谷雨茶营养丰富，香气逼人。喝起来口感醇香绵和，对人的身体特别好，可通全身不畅之气，有病可以治病，无病可以防病。《神农本草》一书早在二千多年前就指出，谷雨茶"久服安心益气……轻身不老"。民间素有喝谷雨这天的茶能清火、辟邪、明目的说法。更为离奇的是，还有传闻说真正的谷雨茶甚至能让死人复活。虽然这只是传说，但足以证明谷雨茶在人们心目中的份量到底有多高。南方素有谷雨摘茶的习俗。谷雨这天不管是什么天气，人们都会去茶山摘一些新茶回来喝，以祈求健康。

但是需要注意的是，在喝谷雨茶时要注意，不能趁"鲜"喝。最新鲜的茶叶营养成分不一定是最好的，因为采摘下来不足1个月的茶叶没有经过一段时间的放置，许多对身体有不良影响的物质，如多酚类物质、醇类物质、醛类物质，还没有被完全氧化，长时间饮用，有可能导致腹泻、腹胀等不良反应。

对病人来说，太新鲜的茶叶更是不适宜饮用的，尤其是那些患有胃酸缺乏或慢性胃溃疡的老年患者。新茶会刺激他们的胃黏膜，产生肠胃不适，甚至会加重病情。专家建议，刚买回家的新茶最起码要存放半个月才能喝。所以，爱茶懂茶之人常把谷雨前采摘的茶珍藏起来。

另外，还需注意的一点是，新茶中一般都含有微量元素氟，且其含氟量比其他食品含氟量高出很多。氟虽是人体必需的微量元素，但每天生理需要量极微。因此，喝新茶切记不要过量。如果过量摄入氟，可引起蓄积中毒，导致黄色、褐色或黑色牙齿，严重者可致四肢和脊柱疼痛、关节变形，甚至瘫痪。

毫无疑问，常饮茶对人体健康是有益的。但茶叶品种繁多，功效各异，且与季节变化有密切的关系。因此，为取得较好的保健效果,不同的季节应选择相应的茶。那么,春天喝什么茶最为合适呢?一般来说,为适应春季的气候特点及迎合自然界的生长规律,春天宜饮花茶,以驱散冬天积在体内的寒邪之气,促进人体的阳气升发。

百花齐放固然美,花粉过敏太恼人

春回大地,百花争艳,人们都在迎接这一绚丽多彩的季节,但是不少人却要遭受春季温柔的杀手——花粉过敏的折磨。有些人每逢春天,就会感到鼻、眼奇痒难忍,喷嚏连续不断,流涕、流泪不止;有些人还会出现头痛、胸闷、哮喘等症状。这些都是接触某种花粉后引起的过敏反应,又称花粉症。

花粉的传播程度跟温度、湿度和风速都有很大的关系。气温高、光照强时,树木类花粉形成较多;而空气干燥、风速大时,又会增加花粉的扩散量。可见,春季正是花粉症的高发季节。

花粉症是由植物花粉引起的过敏性疾病。每逢花开季节,空气中花粉漂浮量骤增,极易随呼吸进入人体,引起过敏体质者呼吸道、眼部和皮肤的过敏反应。要想摆脱这一折磨,花粉过敏者必须注意以下几个方面:

(1)远离致敏原。在致敏花粉飘散的季节,有过敏史的人,应尽量少去花草树木茂盛的地方,更不要随便去闻花草。对于花粉过敏者来说,最直接的方法就是少接触花粉。

(2)减少外出。这一点虽然让人颇为无奈,却是不得不遵循的。易过敏的人应尽量减少外出,一定要外出时,应注意选择不易产生过敏的时间和地点。例如早上6点到上午10点之间最好不要出门,因为这个时间段往往是花粉过敏症的高峰期。外出散步时，最好在雨后，这时不但空气清新，而且受花粉影响最小。另外也不要忽略对身体裸露处的保护，出门前应准备好长袖外套、长靴、帽子、口罩和眼镜。另外，外套尽量选择尼龙或顺滑质感的面料，用有镜片的眼镜代替隐形眼镜也是明智之举。还应带上脱敏药物，如苯海拉明、息斯敏等，若遇皮肤发痒、全身发热、咳嗽、气急时，就要迅速离开此地。症状较轻时，可自行口服息斯敏或扑尔敏。一旦出现哮喘症状，应及时到医院就诊。

（3）外出回家后，要认真清洗手和脸，彻底去除身上可能携带的花粉及其气味。还要把家里彻底清查一遍，看看哪里是致敏原聚集的地方，像被褥、地毯、厨房、洗手间等潮湿的地方以及空调过滤网，都是最有可能的位置，要把它们一一清洗干净。另外，在卧室安装一台空气净化器，将室内的花粉隔离开来。

（4）在小吸壶里装上生理盐水，通过鼻子吸入。这种方法类似于盐鼻喷雾剂，但可以更加深入鼻腔内部，彻底清除鼻腔内的花粉成分。有条件的话，不妨使用抗季节性过敏的盐酸鼻喷雾剂，用来清除鼻腔内的花粉成分。

（5）由于日出前后空气中花粉含量会更高，因此仅仅在每天早晨为房间开窗通风是不够的，每天晚上回家后还要再做1次。如果室内空气干燥，可以利用加湿器或者悬挂湿毛巾的方法来缓解。

（6）饮食方面。在烹饪时，不妨多放些生姜，对于减轻因过敏导致的身体炎症很有帮助。最新医学研究发现，维生素C能够有效降低血液中组胺水平，有效治疗过敏。同时也不要忽略了维生素E的摄入，因为维生素E可以辅助维生素C积极地发挥作用。

夏季篇

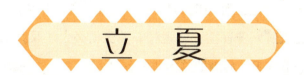

立 夏

立夏养生，从心开始

每年的5月5日或6日，太阳到达黄经45°，为"立夏"节气。此时，"斗指东南，维为立夏，万物至此皆长大，故名立夏也"。

夏天该怎么养生呢？《素问·四气调神大论》说："夏三月，此谓蕃秀；天地气交，万物华实。"处于夏之初的立夏，天气已经渐热，植物繁盛，顺应这样的节气特点，人体的新陈代谢程度增强，理应阳气充盛、精神饱满，但不少人在此时却会出现口干舌燥、口腔溃疡，甚至是心慌胸闷、睡眠不佳等症状。中医学认为，这多半是由于气温逐渐升高，导致心火过旺造成的。平常人们说"暑易入心"，就是这个道理。

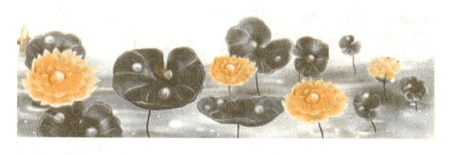

夏季在五行上与火对应，在五脏上与心对应。这个季节，是心脏负荷最大的季节。烈日炎炎，人体血液流动加快，心脏的工作量增大。这种天气很容易让人心火亢奋。中医认为，心为五脏六腑之大主。一切生命活动都是五脏功能的集中表现。而这一切又以心为主宰，有"心动则五脏六腑皆摇"之说，心神受损必会涉及其他脏腑。所以，在这个节气里，心脏的养护非常重要。

夏天养心要从养心阳和心阴两方面着手。心阳虚是心气虚的进一步表现，心气虚指心脏功能减弱，表现为心慌心跳、胸闷气短、活动后加重，并有出汗。如不注重保养，发展为心阳虚就会出现心慌、气喘加重，而且畏寒肢冷、胸痛憋气，面色发白，舌淡胖苔白滑，脉弱无力。有心气虚或心阳虚症状的人，尤其应该避免多出汗，以免伤了心阳，可用人参2～3克，西洋参3～5克泡水饮，或服生脉饮口服液。

心阴虚则是指心阴血不足，不能濡养心脏而出现的病症。因为血属阴，心阴虚可造成部分心血虚的症状。心阴虚的主要特点是阴虚阳亢，表现为五心烦热、咽干失眠、心慌心跳、舌红、脉细数等症状。心阴虚者需要注意少劳累、少出汗、多吃养心阴之品，如取西洋参3克，麦冬3～5克，桂圆肉5～10个泡水喝，或吃冰糖大枣小米粥，或吃百合藕粉和银耳莲子羹。

夏天养心首先要牢记一个"慢"字，不可过于劳累。只有心先慢下来，呼吸才慢得下来。要减慢生活节奏，使心跳减慢、呼吸频率降低。生命活动的节奏慢下来，心脏才能得到休息。

中医认为，夏气与心气相通，应重视"静养"，避免运动过后大汗淋漓，"汗"出伤阳。起床前可以做几个小动作，有利于增强体质,养护心脏。还可以通过按摩穴位来降心火,比如每天按一按神庭、百会、太阳、合谷等穴位。此外,经常拍打腋窝、腘窝等,也能对心火起到很好的舒缓作用。

养护心气,除了注意日常生活习惯,还需调养情志,保持神清气爽、心情愉快。遇到不顺的事,要学会适当控制情绪,例如多到环境优美的地方散步、运动,利用户外活动转移注意力、释放情绪。立夏是人体阳气上升较快的季节,急火易攻心,遇上生气的事,切忌轻易发脾气,此时,不如通过运动把火气先泄掉。生活中切忌大悲大喜,以免伤心、伤身、伤神。

饮食也是祛除心火的重要法宝。中医认为,四季、五味与人体内脏都是一一对应的。所谓"夏季食苦,苦味入心,可泻心火",夏季心火过旺,可通过吃苦瓜、芥兰、荞麦、生菜等来进行防治。吃苦去火,首推莲子心,其味苦,可以发散心火,虽有寒性,却不会损伤人体的阳气,所以一向被认为是最好的化解身体热毒的食物。可以取莲子心2克,生甘草3克,将这2味以开水冲泡,代茶饮,每日数次。也可以每天取5~6粒莲子心,直接用开水冲泡或者加粳米同煮成粥。

夏日是一年中温度最高的一段时间。俗话说:"心静自然凉"。静则生阴,阴阳协调,才能保养好心脏。所以,夏天里一定要注意保持心静。

夏天吃"苦"好处多,又能下火又下饭

许多人都发现,自己一到夏天就爱上火。这是什么原因呢?为

什么夏季容易上火呢？这是因为，立夏之初，风多雨少，气候干燥，人体的水分很容易通过呼吸、出汗而大量丢失，加上气候多变，"火势汹汹"也就不足为奇了。

从中医的角度来看，夏季本就主"火"，是阳气最旺的季节，稍加不注意，人就容易出现各种上火症状，例如眼睛干涩、牙龈肿痛、脸上长痘、口腔溃疡等。这些外在表现其实都是体内"着火"的讯号，必须引起重视，及时对症下药。

在这个"火气冲天"的季节里，要想败火，最主要的还是得从日常饮食开始调养。史书《周礼》中记载："凡和，春多酸，夏多苦，秋多辛，冬多咸……以甘养气"。《本草备要》也指出："苦能泄热而坚肾，泻中有补也"。传统中医学主张，夏天饮食要多食苦味。夏季属五行中的"火"，对应五脏中的"心"。根据《黄帝内经》的观点，"苦入心"、"心恶热"，因此不少养生学家都建议夏季适当"吃苦"来降心火。

苦味食品能入心经，泻心火。同时，苦味食品富含氨基酸、维生素、生物碱、甙类、微量元素等，有助于抗菌消炎、消除疲劳。且带有苦味的食物大多性质偏于寒凉，夏天气候炎热，人的身体中容易积蓄燥热，引起"上火"。长疖子、麦粒肿、起痱子、嗓子痛、便秘这些夏天常见病，在中医看来大多是"上火"引起的，多吃些寒凉食物能够起到清热消暑、润脾补肾、明目清心的作用，还能有效预防中暑。

此外，苦味食物对促进脾胃运动能力的恢复也有着极为明显的效果。夏天气候闷热潮湿，很容易让人感觉胃口差、心情糟，食不知味。适当吃一些苦味食物，能够刺激味蕾，健脾开胃，增加食欲。

味苦之物，首推莲子心和苦瓜。莲子心性寒，味苦，归心、肺、肾经，具有清心祛热、平肝火、涩精、止血、止咳等功效，可治疗烦躁不眠、心力衰竭、休克、吐血、遗精等症。莲子心味道极苦，但有着显著的强心作用，能扩张外周血管，降低血压。此外，莲子心还有很好的去心火的功效，可以治疗口舌生疮，且有助于睡眠。

苦瓜也是夏季常见的苦味食物。苦瓜除含有苦味素、苦味甙外，还含有多种氨基酸和半乳糖酸，其蛋白质、脂肪、碳水化合物、维生素和矿物质的含量在瓜类中都是较高的，特别是维生素C的含量，每100克中可高达84毫克。苦瓜不仅有很好的食用价值，更有较高的营养价值和药用价值，具有除邪热、解疲乏、清心明目、益气壮阳之功。鲜苦瓜剖开去瓤，与茶同煎或冲泡饮用，可防治中暑发热；用鲜苦瓜煎水代茶饮，能消热止渴；鲜苦瓜捣烂取汁，用开水冲服可有效防治痢疾；将苦瓜凉拌生食或炒肉、烧鱼，清脆爽口，能增进食欲，帮助消化，消除暑热。

需要注意的是，苦瓜虽好，可也不是人人都适合食用，脾胃虚寒和体质衰弱者应该少食。孕妇也应少吃，因为苦瓜内含有奎宁，不利于胎儿的发育。

当然，夏天吃苦也应当适度，不应该一味的贪"凉"。苦味食物摄入过多，容易伤脾胃，一旦吃苦过度就容易引起恶心、呕吐、腹泻等消化道症状。老人、孩子等胃肠功能较弱的人更要严格限制，女性经期也不能吃苦，因为大多数苦味食物属于寒凉食品，在经期食用会引起气血运行不畅，简单地说，就是会引起痛经加重的问题。因此夏日吃苦也要悠着点，避免过犹未及。

立夏养生当"识汗",一味贪凉不可取

刚入夏,不少商场和办公楼里就早早地开了空调,扑面而来的冷风经常让人不禁浑身打个激灵,阳光暴晒下的汗意顿时消失得无影无踪。许多人对此十分庆幸,认为这是高科技带来的便捷,只要有了空调,夏天就再也不用遭罪了!为了少出汗,减少黏糊糊的感觉,许多人在家里、车上、办公室都安装上了空调,只要呆在屋子里,尽量不出门、不运动,就可以清清爽爽一整天,一滴汗都不用出,要多惬意有多惬意。

实际上,这样一味贪凉,避免出汗的做法对身体是非常不好的。因为冬冷夏热是自然规律,养生最重要的就是顺应四时。出汗不仅可以调节体温,还可以润肤美容。每天待在空调房里,恰恰是放弃了出汗这种人体天然的保养。

(1) 出汗可以调节体温

冬天受点冷、夏天出点汗,才能保证人体的这种体温调节机制常用常新。如果长时间呆在空调房中,就会导致人体不知冷热,免疫力下降,比其他人更容易感冒。同时,盛夏之际,气温高,空气湿度小,汗液排出后很快就会被蒸发。这一蒸发的过程,正是人体散热的过程,所以不常出汗的人实际上更容易中暑。

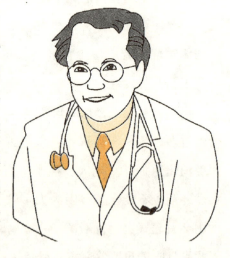

(2) 出汗能够排除体内毒素

人体每天都会分泌大量的代谢物质，各种毒素也随之产生。如果不能及时排出，便会疾患丛生。我国古代名医张子和曾经在其论述中说过"内毒外排，祛邪安正，疾病自愈"，其中所说的"内毒外排"便是指人体的3大排泄系统：泌尿道、大肠、皮肤。皮肤所负责的任务便是出汗，通过出汗排出体内的二氧化碳等有害物与多余的水分。每个成年人全身有200万~500万个汗毛孔，当人体体温升高到一定程度时，这些汗毛孔便会自动打开，使体内及体表的毒素污物随着汗液而排出，并将体内的有害细菌杀死，给人体内部来一次大清扫，使人体其他内器官免遭毒素的侵扰。生活中我们不难发现，那些久不出汗的人体质往往并不好，经常是做事提不起神，走路也提不起劲。相反，经常出汗或者偶尔有机会出汗后，人反而会感到一种说不出来的轻松感，究其原因，就是因为及时排除了那些积淀在体内的垃圾。

(3) 出汗有润肤美容的神奇功效

正常人皮肤表面的汗液与皮脂腺分泌到体表的油脂会形成一层乳化膜，防止体表水分的丢失，从而使皮肤光滑润泽。如果破坏了皮肤的这种天然屏障功能，就会导致皮肤干燥甚至诱发皮肤病。可以说，汗液是最好的天然美容液。总不出汗的人，因为皮肤代谢缓慢，体内废弃物难以排出，肤色看起来都不健康。

(4) 出汗可以帮助减肥

肥胖不但有碍观瞻，还是引起诸多疾病的罪魁祸首之一。糖尿病、高血压、高血脂等都与它有密切的关系。在众多减肥方法中，体育锻炼无疑是最有效的。当人体进行运动并达到一定强度时，脂肪便会燃烧转化成热量，通过汗液排出体外。

（5）出汗可以控制高血压

这一点鲜有人知。其实道理很简单，高血压症是由于血管内径变窄，单位血流量受到限制而出现的血压升高现象。运动、出汗可以扩张毛细血管，加速血液循环，增加血管壁弹性，达到降低血压的目的。许多降压药有副作用，对胃的刺激性很大。尤其对于原本就有胃病的人而言，长期吃降压药无异于雪上加霜。因此有很多聪明的高血压患者已经另辟蹊径，坚持体育锻炼。保证每天最少出一次汗，血压很快就会降下来，药量最少可以减少一半，甚至有的可以不用再服药。

（6）出汗还能促进消化，帮助睡眠

中医强调劳逸有度，过劳会伤元气，过逸会导致气血运行缓慢。不出汗，气血运行缓慢了，就会影响消化，导致人吃不香，精神活动也会因此受到影响，导致人晚上睡不香。

（7）能不能出汗，常常预示着病情是否康复

例如，有些人偶感风寒，总是喝完姜汤后卧床，盖上被子，一旦出了汗，病就基本上好了。这是因为着凉感冒的人，汗腺受寒而阻，不能以出汗方式散热，导致体温升高。喝汤盖被后，汗腺因受热而舒张，汗液排出了，体热散发掉了，体温自然就降低了，真可谓"汗到病除"。

笑一笑十年少，别让情绪"中了暑"

一提到养生，谈的最多的总是饮食和起居。当然了，吃、喝、睡是人的自然本性，与人们的健康也最为密切。但除了饮食与起居外，情绪养生也是很重要的。生活中大家往往都有这种感觉，一进入夏天，大多数人都会产生强烈的躁动感，火气特别大，哪怕遇到一点小事也容易动怒，就像没长大的孩子似的，特别容易冲动。这究竟是怎么一回事呢？

其实，出现这种现象并不难理解。中医认为，夏季属火，易阴虚阳亢，阳亢火气就大。夏季日照时间长，活跃的太阳黑子，强烈的紫外线照射，不仅对人们的生理产生影响，而且对人的情绪也有极大的激活性，对人的心理产生易动性。干燥的空气，持续的高温，尤其是空气湿度相对增加，心情容易烦燥、易怒好斗。当气温超过35℃，湿度高于80%时，气象条件对人体下丘脑的情绪调节中枢的影响就明显增强，"情绪中暑"的比例也会大幅增加。有关研究显示，在炎热的夏季，普通人群中约有10%的人会出现情绪、心境和行为的异常，人容易情绪失控，频繁发生摩擦或争执的现象，这就是"心理中暑"，医学心理上称为"夏季情感障碍"。

《黄帝内经》认为："心动则五脏六腑皆摇。"心神是人体的基础，因此，在夏季适时地对心理、情绪进行调节是十分有必要的。

(1) 要"静心"养生

俗话说"心静自然凉。"越是天热，我们越要心静，尽量保持淡泊宁静的心境。不要生闷气，遇到不顺心的事，要学会情绪转移，感到心烦意乱时可以想想森林、蓝天等，平静一下心情。古人说：

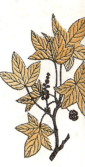

"调息静心,犹如兆雪在心。"在夏季,我们切不可一味地抱怨天气。越是天热,越要心静,凡事都应戒躁戒怒,心平气和。

(2) 营造清凉的感觉

可以将家里的窗帘、沙发、床单换成浅绿色或浅蓝色,再摆放一些绿色植物,让你一进家门就仿佛徜徉于森林或海边,从视觉上感到清爽宜人之感。还可以选择你认为是柔和、宁静的音乐,采用一个舒适的姿势,闭上你的双眼来聆听,将注意力集中于音乐,排除一切杂念,全身尽量放松,待音乐停止,自我对比聆听前后的身心状态;还可以擦一些含有薄荷的精油,或者在家具上擦抹柠檬油,感受清凉的气味;吮吸一颗薄荷糖;品尝冰镇的水果或美味的冰激淋,体会清凉的口感。总之,尽可能多地采用一些方法安慰自己的五官,仔细体验清凉的感觉,减轻和消除烦躁的情绪。

(3) 调整作息,保证睡眠

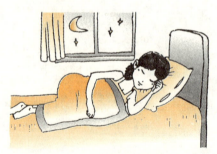

《黄帝内经》中明确指出,夏季养生应"夜卧早起,无厌于日"、"使气得泄",根据这一季节特点,夏天要晚睡早起,保证足够的睡眠。睡眠不足,心情也会变得急躁。经常作息颠倒或长期熬夜的人,通常情绪也不稳定。因为夜间11时至凌晨1时是脏腑气血回流的时间,此时,血回流到肝脏准备储存精气(能量),如果不睡,能量无法被贮藏,就会肝盛阴虚,阴阳失和。虽然夏天昼长夜短,但充足的睡眠还是要保证的,特别是午间小睡一会,就可以避免午后倦怠。

（4）冥想

冥想是一种鼓励运用自己的想象力来表达自己的良好愿望。闭上眼睛，想象非常放松的情景。例如想象森林、蓝天、大海、冰雪等令人感到凉爽的情境，体会那种景象给你的清凉感受。想象建造一个幻想的世界，平静而美丽，让你的头脑和这个世界在一起。想象一切都很顺利，自己应对得很好。想象烦躁的情绪从你的身体里滴出，就像水从水管中滴出一样。每天花半个小时进行冥想，不知不觉烦躁就会离你而去。

（5）学会发泄负面情绪

可以选择去做运动，比如游泳，又比如在凉风习习的傍晚，去江边湖畔散散步。还可以适度晒点太阳，天气凉爽的时段进行一些运动，如散步、慢跑、太极拳等，以微汗为宜，这样既能养阳又可使体内的气宣泄出来，才能使人神采焕发。实在心烦意乱时还可以听听轻音乐，做10分钟"心情放松操"，或找朋友倾诉烦恼，以转移负面情绪。

炎炎烈日，酷暑难熬，我们只有学会平心静气，保持乐观、向上的心态，才能心静自然凉，悠然过一夏。

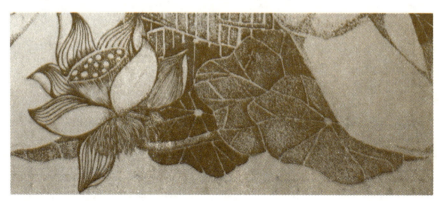

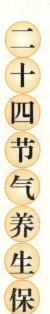

小 满

小满来临,清热除湿别大意

小满是二十四节气中的第八个节气。"斗指甲为小满,万物长于此少得盈满,麦至此方小满而未全熟,故名也"。这句话的意思是说,从小满开始,北方的大麦、冬小麦等夏收作物已经结果,籽粒渐见饱满,但尚未成熟,相当于乳熟后期,所以叫小满。它是一个表示物候变化的节气。

我国古代将小满分为三候:"一候苦菜秀,二候靡草死,三候麦秋至。"小满节气中,苦菜已经枝叶繁茂;而喜阴的一些枝条细软的草类在强烈的阳光下开始枯死;此时麦子开始成熟。

从气候特征来看,在小满节气到下一个芒种节气期间,全国各地都渐次进入了夏季,南北温差进一步缩小,降水进一步增多。小满节气既是收获季节的前奏,也是炎热夏季的开始,更是疾病容易出现的时候。

小满时的温度进一步升高,雨量也开始增加。降水增多,闷热潮湿的天气来临,此时也是风疹病的高发期。由于风疹来得快去得也快,就像一阵风,所以被称为"风疹",这种病一般持续3天便消退,又被称为"三日麻疹"。小满时节雨水较多,空气中湿邪较重,湿邪瘀积于人体肌肤，如果再复感风热、风寒，与湿相搏，就会让肌肤皮毛发病。还有一种情况是肠胃积热，如果不小心感受风邪，内不得疏泄，外不得透达，也会让皮毛肌肤生病。

小满节气的到来往往预示着夏季的闷热、潮湿天气即将来临。所以，在小满节气的养生中要做好"防热防湿"的准备。

首先，说一下防热病的问题。夏天烈日炎炎，经常让人叫苦不迭，其实不仅外面天气热，我们人体的内热也较重。小满过后全国各地的气温不断升高，此时人们如果生活无规律、经常熬夜加班、饮食不定时或过食辛辣油腻，往往就会产生内热。所谓的"热"并不是说人的体内真的有热，温度升高了，而是说人体内的阴阳失衡了。我们平常说的"上火"，其实就是由热引起的。中医认为，人体是由阴阳二气构成的。阴阳二气平衡，人体就会处于最佳状态。如果阳过了，就是内热了。

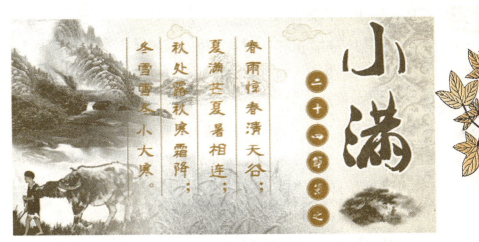

内热会导致许多疾病，比如说呼吸道疾病、便秘等。外热、内热交加，很容易让人出现一系列热病，例如精神紧张、熬夜加班会造成心火过旺，引起失眠和口舌生疮；而饮食不当、过食辛辣也会

造成胃肠积热，导致便秘和口腔溃疡等等。

预防热病应从3方面入手：

一是要多饮水，且以温开水为好。以促进新陈代谢、内热的排出；最好不要用饮料代替温开水，尤其是不要喝太多的橙汁，有人以为橙汁是去火的，其实不然，多喝橙汁可生热生痰，加重内热。

二是要多吃新鲜蔬菜水果，如冬瓜、苦瓜、丝瓜、芦笋、水芹、藕、萝卜、西红柿、西瓜、梨和香蕉等，这些果蔬都有清热泻火的作用，还可补充人体所需的维生素、蛋白质等，忌食肥甘厚味、辛辣助热之品，如动物脂肪、海鱼海虾、生葱、生蒜、辣椒、韭菜以及牛、羊、狗肉等。

三是要多运动，生活规律，尽量不要加班加点。运动以每天早、晚天气较凉快时进行为好，以散步、做操、打太极拳等最为适宜，应避免剧烈的运动，这样既可以缓解精神压力，又可以促进食物的消化吸收，防止内热的产生。

小满时节，由于雨量的增加，各种皮肤病极易发生。中医认为，这些皮肤病的发生与天气闷热和潮湿有关，尤以湿重为主要致病因素。在这个时节，我们的脾胃也非常容易受伤。小满到来后，雨水渐渐增多，气候潮湿，湿邪最易伤害人体脾胃，导致消化不良。我们一般到了夏天就不爱吃东西，就是因为脾为湿邪所困而致。

湿邪对人体的危害很大，湿与热相合则成湿热，湿与寒相合则成寒湿，湿与风相合则成风湿，对于湿邪需当除之而后快。

预防湿病同样应从3方面入手：

一是应该特别注意饮食调养。日常饮食应以清爽清淡的素食为主，要经常吃点具有清热、健脾、利湿之效的食物，如红小豆、薏苡仁、绿豆、冬瓜、丝瓜、藕、胡萝卜、西红柿、西瓜、莲子和山药等；忌食海鱼、羊肉、狗肉以及冷饮等，因为这些饮食易生湿伤脾，而中医认为脾是主管人体消化吸收和水液代谢的，脾虚水液代谢异常会加重皮肤病；有皮肤病的人平时可多喝些粥（如绿豆粥、荷叶粥、红小豆粥等），以调理脾胃、促进体内湿热的排泄。

二是要尽量避开潮湿的环境，以免外感湿邪。防止脚气、湿疹和下肢溃疡等病症的发生。

三是应选择透气性好的衣物，以纯棉质地和浅色衣服为最好，这样既可以防止吸热过多，又可透气，避免湿气瘀积。

多喝粥少饮冰，消除火气周身轻

酷热的天气来临，面对满街的美味佳肴，很多人管不住自己的嘴巴。于是，吃冰的，喝冰的成为人们夏季解暑的不二选择。啤酒、烧烤更是人们夏季生活不可缺少的一部分。三五成群的朋友聚在一起，一边吃烧烤喝冰镇啤酒，一边谈天说地，真是好生惬意。尤其是在晚上，人们更喜欢叫朋友出来"喝两杯"。畅饮之余，很多人都没有考虑过肠胃的承受能力，往往等到身体出现这样那样的不适才恍然大悟。

从生理学的角度来看，体内水分充足，该出汗时就出汗，才是最好的散热方法。夏天要想快速散热消暑，最好的方式其实是喝接近室温的水或者温开水，这样才能让水分快速抵达小肠，排汗散热。吃冰、喝冰水的凉快感虽能从口腔一路延续到胃，却只是"局部降温"，身体中的热量没有发散出去，还是会觉得暑热难耐。大量冰饮还可能让胃蠕动变慢，延缓水分抵达肠道的时间，水分吸收速度也跟着变慢。另外，冰凉食物下肚后，虽然能贪一时的凉快，但身体反而要产生更多热气去中和，愈消愈热。所以，夏天吃冷饮一定要适度，不可过于偏嗜寒凉之品，以免增加内湿，造成伤阳而损身，饮食方面最好以"温食"为主。各种粥品便是这个时节的最佳选择。

正如《本草纲目》所说："早起空腹胃虚，食粥一大碗，谷气便作，所补不细，又极柔腻，与肠胃相得，最为饮食之妙诀。"

夏天喝粥，对人体是很有好处的。早、晚餐时喝点粥，既能生津止渴，清凉解暑，又能补养身体。夏天天气热，人的水分丢失比较多。另外，因为天气热，胃肠的消化功能也相对比较弱。而粥具有温、软、淡、香、黏等特点，便于消化吸收，又能保护胃黏膜，增添津液。特别是粥熬好后上面漂浮着的一层黏稠的物质，中医里称为"米油"，具有很强的滋补作用，甚至可以和参汤相提并论。夏季喝粥可以弥补因为天气热损失的水分。另外，因为粥比较容易消化，在滋养脾胃的同时，也不会给消化道增加负担。对于老年人来说，常喝粥，还能起到益寿延年的效果。晚间喝粥除可使肠胃得到滋养外，还不会导致肥胖，并能帮助睡眠。

喝粥的好处是多方面的，除了上面提到的，还有增强食欲、补充体力、防止便秘、预防感冒、防止喉咙干涩、延年益寿等功效。

粥的主要原料多为米，如粳米、小米或糯米，它们中大都含有丰富的蛋白质、脂肪，以及钙、磷、铁、胡萝卜素等多种微量元素，对人体十分有益。

依据个人喜爱，还可以在粥里添加各种食材，如南瓜、莲藕、红豆、百合等，或是各种肉类、海鲜，更可添加各种药材以达到不同的养生功效，如枸杞、莲子、菊花等。不同的食材经熬制，精华都留在了粥里，不仅味道鲜美，更是既健康又营养，因此粥也被人们称为"世间第一补人之物"。

冰粥是夏天的热卖食品，值得一提的是，它并不适合体质寒凉、虚弱的老年人以及孩子食用。冰粥喝多了不仅会使人体的汗毛孔闭塞，导致代谢废物不易排泄，还有可能影响肠胃功能。许多冷饮店推出的便宜的"水果冰粥"大多不见水果只见添加剂，比如草莓冰粥只是在粥里加了草莓酱和甜味剂、香精等，更是要避免食用。

此外，糖尿病患者一般更容易饿，而粥具有消化快的特点，所以很容易让人吃了很快又想吃；粥本身在短期内还容易被身体所吸收，导致血糖迅速升高，或者波动过大。所以，糖尿病患者如果喝粥，注意不要熬得太久、太黏，且一定要适量，每次喝1小碗即可。必要时可适当增加降糖药和胰岛素的剂量，更利于平稳血糖。

梅雨季节湿热重，风疹最易来做客

小满一般为五月下旬，此时田地里的麦类植物已初步成熟，温度进一步升高，雨量也开始增加。农谚有"小满小满，江满河满"之语，意思是说，过了小满，降雨增多，江河湖泊的水量多起来。小满意味着闷热潮湿天气的来临，此时也是风疹的高发期。

风疹，俗称风痧、痧子等。顾名思义，风疹来得快，去得也快，就像一阵风似的。风疹可发于身体的任何部位，发病迅速，因为环境的冷而好转，因为环境的热而加剧。

所谓"邪气中经，则身痒而瘾疹"。可见，古代医家对此病早已

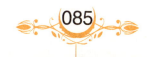

有所认识。风疹的病因病机不外乎3点：一是湿郁肌肤，复感风热或风寒，与湿相博，郁于肌肤皮毛腠理之间而发病；二是由于肠胃积热，复感风邪，内不得疏泄，外不得透达，郁于皮毛腠理之间而来；三是与身体素质有关，吃鱼、虾、蟹等食物过敏导致脾胃不和，蕴湿生热，郁于肌肤发为本病。

风疹有很强的传染性，不过这种现象一般见于感染初期。患者在感染风疹病毒后会有1~2周的潜伏期，之后会出现发热、头痛、咳嗽、流涕等前期症状，这一阶段的风疹是会传染的。前期症状出现后，再过1~4天，皮肤上会出现淡红色细点，这就是皮疹。出了皮疹，风疹的传染性一般就消失了。皮疹在两三天后也会逐渐消退，不会留下痕迹。所以对于一般患者而言，风疹的危害并不大。但是如果是孕妇，危害就会很大了。特别是怀孕3个月以内的孕妇，一定要尽量避免与风疹患者接触，以免造成感染。

患此病后皮肤除了会出现大小不等的皮疹外，还会奇痒难忍。很多人在用手抓痒时经常会伤到皮肤。这里介绍一个有效止痒的办法：取一勺白酒，然后加入两勺食醋，搅拌在一起。用药棉适量蘸取擦洗患处，几分钟后痒就能止住了。当然，这个办法是治标治不了本，只能解一时之痒。要想治本，还是得看医生。

小满是皮肤病的易发期，所以饮食调养宜以清爽清淡的素食为主，要常吃具有清利湿热作用的食物，如赤小豆、薏苡仁、绿豆、冬瓜、黄瓜、黄花菜、水芹、荸荠、黑木耳、胡萝卜、西红柿、西瓜、山药、鲫鱼、草鱼、野肉等，忌吃膏粱厚味、甘肥滋腻、生湿助湿的食物。

在这里，笔者介绍一款具有祛风止痒效果的粥——五宝粥。此粥一共有5味食材：生地20克，竹叶卷心、水牛角各6克，金银花10克，粳米100克。将前4味药材洗净，然后加入适当的水煎汁。再将粳米洗净，与煎取的药汁同煮粥，熟后即可食用。每日2次服食。

金银花性甘寒，既可清热又不伤脾胃，自古就被誉为清热解毒的良药。竹叶卷心又叫竹心，是采初生之竹卷而未舒的叶片加工而成。《本草再新》认为，竹叶卷心可"清心泻火，解毒除烦，消暑利湿，止渴生津"，对于祛除体内湿热有很好的效果。生地可清热凉血。水牛角能清热、凉血。以上4者与粳米同煮，对风疹患者有很好的治疗效果。

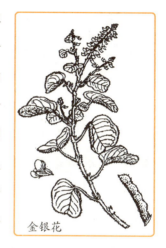
金银花

对于已经感染风疹的患者，要及时对其进行隔离。因为风疹主要是通过飞沫传播的，所以接触风疹患者时一定要记得戴上口罩，不要用他们用过的毛巾等物。另外，被传染的患者也最好做到不出门或少出门，以免使疫情扩大。

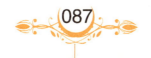
睡好子午觉，跟"夏打盹儿"说再见

俗话说："春困秋乏夏打盹，睡不醒的冬三月"。一到夏天，人们总感觉头脑昏昏欲睡，一点精神都没有，这就是俗称的"夏打盹"。

"夏打盹"在医学上被称为"夏季倦怠症"。现代医学认为，夏季气温升高后，皮肤的血管和毛孔扩张，皮肤的血流量大增，供应大脑的血流量就会减少。大脑为了自保，就会降低兴奋性，人就易产生困倦。此外，由于新陈代谢的速度也会加快，对氧的消耗大增，大脑在缺氧的环境下工作效率也会降低，从而使人感到困乏疲倦。

如何来解决这个问题呢？老话说得好：睡眠是天然的补药。累了要吃饭，困了自然就得休息。良好的睡眠能消除全身疲劳。可是很多人一到夏天，就会感觉自己睡眠不好，不是晚上辗转反侧难以入睡，就是早上昏昏沉沉起不来，有的甚至一大早就醒了，想再睡却睡不着。到底怎样才能让自己在夏天晚上睡得好，白天精神好呢？

睡觉一定要选择好时间，这个时间点，就是子时和午时。在古代的养生之道中，"三寒两倒七分饱"的理念最为世人称道。所谓"两倒"，就是指要睡好"子午觉"，古人甚至把这称为百年养生的3大法宝之一。那什么是子午觉呢？子和午，分别代表了两个时辰，即子时和午时。子时是从23时到次日凌晨1时，是一天中阴气最重的时候，子时之前入睡有利于养阴。午时是从11时到13时，是一天中阳气最盛之时，此时午睡有利于养阳。因此，所谓睡子午觉，就是说人要在这两个时间段入睡来调整阴阳，其原则是"子时大睡，午时小憩"。

《黄帝内经》认为："阳气尽则卧，阴气尽则寤。"此话该如何去理解呢？我们知道，中医强调阴阳平衡。阴代表着血，而阳代表着气。人之所以能学习和工作，无不是靠气血去承载。

一天之中，人体的阳气在什么时间消耗殆尽呢？当然是晚上，也就是子时，子时胆经当令。胆气生发起来，全身气血才能随之而起。养胆经的最好办法就是睡觉。中医讲，"胆有多清，脑有多清"。

在子时前就寝，胆汁可得到正常的代谢，胆的功能正常，大脑的判断力也就强了，早晨醒来后脑子会很清醒，做起事来效率也高。如果长期过子时不睡，就会耗伤胆气，人的胆子会变小，做事也会犹豫不决。

人体的阴气在什么时间消耗殆尽呢？答案是中午，也就是午时。黄帝内经强调，阴气尽则寐。这里的"寐"又是指什么呢？有人解释为睡觉。这种解释不是特别确切，这个寐，确切来说，应该指和衣而睡，即不脱衣服睡觉。午时心经当令。因此，如果我们能在中午小睡一会儿，哪怕只有20分钟，也能养心。心经旺盛，可推动血液正常运行，就会使人充满活力，使得我们下午的工作精神饱满。如果午时强迫自己驱除睡意，继续工作，则易耗伤心血、心火上炎，导致心烦失眠，反而影响工作效率。

睡子午觉要注意以下几点：第一，天气再热也要在肚子上盖一点东西。第二，不要在有穿堂风的地方休息。第三，睡前别吃油腻的东西。第四，午休不要趴在桌上睡，应该舒服地躺下，最好头高脚低，向右侧卧。毕竟，卧则血归于肝。血归到肝上，才能去解毒。

夏日午睡固然重要，但却不是对所有的人都有益。德国医学家研究发现，有些人因身体状况与健康的差异并不适宜午睡。如患有低血压疾病的人以及血液循环系统有障碍，特别是由于脑血管硬化变窄而出现头晕的人均不宜午睡。

现代人夜生活很多，应酬、K歌、上网、打游戏……五花八门的娱乐方式往往会令人错过子时睡觉的时机。从中医上来讲，这个时间段，刚好是人体胆经和肝经当值时间，是胆和肝排毒的时间。人体在排毒时，需要我们先停下工作去排毒，不能一边工作，一边排毒，那样毒素也排不干净。这个时间段排毒，排出的是脏腑血液里的毒素，它对我们的健康有非常重要的意义。如果我们家总没时间倒垃圾，时间一长，再干净的家也会臭气熏天，污水横流，人体也如是，道理都是相通的。在健康和金钱的选择上，该如何取舍，想必也不用多说了。

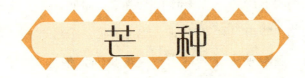

芒种

凉茶不等于饮料，当心消暑消出病

所谓凉茶，实际上用药性寒凉和能消解人体内热的中草药加水煎煮而成的中草药水煮液。尽管也叫茶，但它与传统的普通茶具有完全不同的功效。

传统的茶叶泡成的茶水多含有能兴奋提神的咖啡因，饮后能让人暂时消除疲劳，提高工作效率，晚上饮浓茶则让人入睡困难。凉茶则不具备这些特点，所以喜欢喝茶的人不能用凉茶来代替茶，否则是达不到想要的效果的。普通茶叶中含有大量鞣质，能和很多药物成分发生作用影响药物的吸收，因此一般不能用茶叶水送服药物。凉茶与其他药物的相互作用则主要取决于其中所含的不同的中草药成分。凉茶的主要成分是菊花、金银花、夏枯草、甘草等，具有清热除湿、滋阴去火的作用，适合经常面红目赤、急躁多语、牙龈肿痛、口腔溃疡，大便干结不通畅，喜欢喝冷水吃冷食者饮用。高血压、心脏病患者中有热性症状的也可适量饮用来降燥。普通茶水在这一方面远不及凉茶。因此，喜欢喝凉茶的人或者需要喝凉茶的人，也不可用普通的茶水来代替凉茶。

一进入夏季，出现上火、口舌生疮、咽喉肿痛、食欲不佳等症状的人就多了，那些嗜食辛辣、味重食物者就更是如此。于是，去药店购买"降火"中药材的人数就增多了，他们中绝大多数人都会购买金银花、菊花、枸杞等具有降火功能的中药材，准备回家自制凉茶。凉茶饮料的销量也呈直线上升的态势。实际上，这种一窝蜂喝凉茶的行为是盲目的。对于一部分人来说，更是有害健康的。因为即使是在炎热的夏季里，仍有一部分人是不适宜饮用凉茶的。

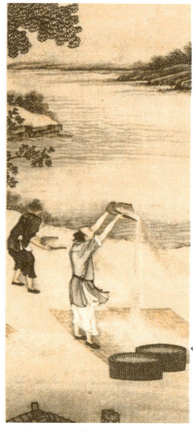

凉茶里含有大量寒性中草药，不同凉茶在药材搭配上是有讲究的，成分不同，功效也不同。再者说，既然有药，就会有一定的禁忌症，因此不适合所有人饮用。人体讲究寒热虚实，而凉茶又具有清热解毒的功效。所以，气虚、血虚、阳虚等身体虚弱的人群是不适宜喝凉茶的。体寒的人喝了就会出现头昏、头痛、咳嗽等症状。凉茶也不过喝得太多，每天的饮用

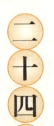

量应控制在200～400毫升，不宜过多，更不能拿来当水喝，过量喝凉茶会损耗人体的阳气。

凉茶毕竟是药，要注意因人制宜，不能滥服，更不能作为保健药长期服用。那么，都有哪些人不适宜喝凉茶呢？

（1）阳虚的人

这类人多为常坐办公室的白领，户外活动较少，许多人体内寒气较重，不能再承受寒凉物质的大量刺激，症状可见怕冷、四肢发凉、面色苍白、大便稀溏、小便清长等现象，这些人再喝凉茶就等于雪上加霜，会使阳虚症状更重，所以不宜喝凉茶，尤其不能喝冰镇凉茶。

（2）脾胃虚弱的人

此类人群服用性质寒凉的凉茶会伤及脾胃，使本来就虚弱的脾胃更加虚弱，正气受损，还会因免疫力降低导致许多其他疾病。

（3）风寒感冒者

夏季因空调温度过低或淋雨而引发感冒者如果表现为发热、咽喉肿痛，可适量饮用些凉茶。但如果表现为怕冷、流鼻涕，再喝凉茶就极易加重症状，不利于感冒的治愈。

（4）经期女性

处在月经期的女性身体对冷热的刺激极为敏感。如果由于天气热而不加节制地饮凉茶，虽然可以享受胃内一时的凉爽，但这些药物吸收入血液后，寒凉的刺激就会使血流滞涩缓慢，甚至形成瘀血，引起痛经、月经不调、经量减少，严重的还有可能引起大出血、闭经。

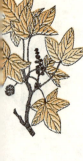

(5) 产后女性

为了宝宝的健康，准妈妈最好不要喝凉茶。刚生完宝宝的新妈妈身体极为虚弱，喝凉茶不仅不利于产后脏腑功能的恢复，还会伤及脾胃，引发日后腹部冷痛。

(6) 儿童和老年人

儿童是纯阳之体，特别容易上火。但喝凉茶并不是预防孩子上火的好办法，因为儿童的脾胃调节功能尚处在建立和完善的阶段，对外来药物的寒凉刺激不能及时调整和适应，反而会因为药物直接作用于脾胃影响消化吸收，出现腹痛、腹泻。老年人由于阳气渐弱，器官功能衰退，同样会因为凉茶刺激而出现消化系统病变，以及阳气大损的一系列症状。

又湿又热人疲倦，多食桑葚健脾胃

从芒种节气开始，天气就开始日渐炎热，可以说，已经是彻彻底底迈入夏天了，我国江淮地区也普遍进入了潮湿多雨的黄梅天气。由于这个时节空气十分潮湿，天气非常闷热，很容易损伤脾胃，所以芒种节气也是人体培土补脾的最佳时期。

暑为夏季的主气，为火热之气所化，独发于夏季。中医认为，暑为阳邪，其性升散，容易耗气伤津，导致口渴引饮、唇干舌燥、大便干结、尿黄、心烦、闷乱等症。

湿为长夏之主气。尤其是在我国南方，夏季既炎热又多雨，空气中湿度最大，因汗出沾衣，或因涉水淋雨，或因居处潮湿以致感受湿邪而发病者最多。湿邪好伤脾阳，因为脾性喜燥而恶湿。一旦脾阳为湿邪所遏，易致脘腹胀满、食欲不振、大便稀溏、四肢不温等症状。因此，在这个时节，饮食要少油腻，注意保护脾胃，以免使消化功能受到影响。

芒种节气人的消化功能相对较弱，宜多吃能祛暑益气、生津止渴的食物，掌握好低盐、多饮、清热、淡软的原则。注意减酸增苦，调理胃气，以清淡、易消化、富含维生素的果蔬为主，尽量少吃大鱼大肉或油腻辛辣食物。果蔬中的苦瓜、青瓜、冬瓜、木瓜、西瓜、香瓜等瓜类一族尤其适合在这一时节食用。

那么，最适合在芒种时节吃的东西是什么呢？就是桑葚。桑葚又名桑果，早在2000多年前，就已经被皇宫选为给皇帝补身的御用品了。成熟的桑葚味甜汁多，酸甜适口，又被称为"民间圣果"。

桑葚中含有丰富的葡萄糖、蔗糖、果糖、胡萝卜素、维生素、苹果酸、琥珀酸、酒石酸及矿物质钙、磷、铁、铜、锌等营养物质。中医学认为，桑葚味甘酸，性微寒，入心、肝、肾经，可治阴血不足而致的头晕目眩、耳鸣心悸、烦躁失眠、腰膝酸软、须发早白、消渴口干、大便干结等症。

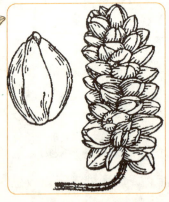

桑葚是中老年人健体美颜、抗衰老的佳果与良药，被医学界誉为"世纪最佳保健果品"。桑葚入胃，能补充胃液的缺乏，促进胃液的消化，入肠能促进肠液分泌，增进胃肠蠕动，因而有补益强壮之功。常食桑葚可以明目，缓解眼睛疲劳干涩的症状。桑葚还有免疫促进作用，可防止人体动脉硬化、骨骼关节硬化，促进新陈代谢。它还能促进血红细胞的生长，防止白细胞减少，并对治疗糖尿病、贫血、高血压、高脂血症、冠心病、神经衰弱等病症具有辅助功效。此外，桑葚还有改善皮肤的血液供应，营养肌肤，使皮肤白嫩及乌发透亮等作用，并能延缓衰老。

食用桑葚都有哪些问题需要注意呢？

（1）桑葚中含有过敏物质以及透明质酸，过量食用后容易诱发溶血性肠炎，因此小孩不宜多吃桑葚。

（2）桑葚内含有较多的胰蛋白酶抑制物——鞣酸，会影响人体对钙、铁、锌等物质的吸收，且性质偏寒，故脾胃虚寒、大便稀溏者不宜食用。

（3）桑葚含糖量高，糖尿病病人应忌食。桑葚有黑白2种，鲜食以紫黑色为补益上品，未成熟的不能吃。

（4）桑葚是桑树的果实，紫红色的桑葚掉色是正常的，可以接受。但应该是正常的果色，洗几遍就变淡了，如果洗桑葚的水颜色发黑，那就证明有问题了。

（5）成熟的桑葚口感更好。新鲜的桑葚很难保鲜，所以大多数商贩习惯储存些生的，待到卖的时候再喷些色素或催熟剂，以便让桑葚看起来又黑又紫，增加卖相。但是，催熟的桑葚吃在嘴里口感明显很差，没有味道，嚼起来也软绵绵的。怎样判断桑葚是否经过染色呢？很简单。正常成熟的桑葚即使再黑再紫，梗部也不会是紫色的，一定是绿色的，如果发现桑葚的梗部为紫色，那就可以断定是经过色素染色的了。

桑葚虽然好吃，可是要想把它清洗干净真是不太容易，这主要

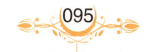

二十四节气养生保健说明书

是因为其外表粗糙,而且皮很薄,一洗就破。因此,很多人为了图省事,简单地用水冲冲就吃。其实,桑葚属于草本植物,植株比较低矮、果实细嫩多汁,这些都导致它容易受病虫害和微生物的侵袭。因此,种植桑葚的过程中,要经常使用农药。这些农药、肥料以及病菌等,很容易附着在桑葚粗糙的表面上,如果清洗不干净,很可能引发腹泻,甚至农药中毒。

要把桑葚洗干净,最好用自来水不断冲洗,流动的水可避免农药渗入果实中。洗干净的桑葚也不要马上吃,最好再用淡盐水或淘米水浸泡5分钟。淡盐水可以杀灭桑葚表面残留的有害微生物;淘米水呈碱性,可促进呈酸性的农药降解。清洗时,注意千万不要把桑葚蒂摘掉,去蒂的桑葚若放在水中浸泡,残留的农药会随水进入果实内部,造成更严重的污染。另外,也不要用洗涤灵等清洁剂浸泡桑葚,这些物质很难清洗干净,容易残留在果实中,造成二次污染。

只要空调不要病,多喝芫荽生姜汤

炎炎夏日,酷暑难当,坐在空调房内吹着冷气的感觉真是从头爽到脚。但是,你有没有意识到这凉爽惬意的背后暗藏的"杀机"呢?当你汗流浃背地从室外走进凉爽的空调房时,是不是通常都会打几个喷嚏?你是不是觉得这就是个不值一提的小事?直到热伤风、头晕、鼻塞等不适统统上身,你才恍然明白,自己得了空调病。

对大部分空调用户来说,空调病并不陌生,它往往是空调带给人们凉爽的同时附赠的一个"礼物"。空调病往往会在两种人身上出现。一种是适应能力弱或体弱的老人、儿童，在室外高温出汗的情况下进入温度低的空调房，冷气顿时袭来，就会出现于外感风寒类似的状况，比如头痛、身痛、鼻塞等症状。另一种就是在封闭的空调环境里一待就很久的人。空调房里本来就缺少新鲜空气，人在空调房里又汗孔紧闭，使体内的湿热不能通过出汗散发，瘀积体内，就会形成"寒冷外束肌表，湿热内运脾胃"之证，使人感到胸闷心慌、头昏乏力、肢体酸楚、恶心想吐、胃腹胀满等，也就是中医所讲的"寒包火"。

空调还会使小环境里产生大量的冷凝水，相对应的，这个环境里的空气就会越来越干燥，使人眼睛干涩、嘴唇发干、皮肤发紧。吸入体内的全是干燥的空气，呼出的却是湿润的气体，我们的鼻子、气管就会逐渐变得越来越干燥。渐渐地，整个人都会出现类似脱水的状况。

所以，预防空调病是很有必要的。具体来说，使用空调必须注意通风，每天定时打开窗户，使室内保有一定的新鲜空气。不要长时间滞留在空调室内，应时常到户外活动。空调温度不能太低，也不要让通风口的冷气直接吹在身上。因为这样除了对身体无益之外，最重要的是送风口常常是细菌滋生的地方，面对着送风口，如同直接把空调里的病菌送进嘴里。

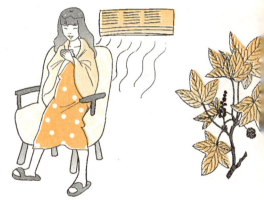

大汗淋漓时最好不要直接吹冷风。另外，还应积极清洗空调。长时间未清洗的空调吹出的气体中含有大量的灰尘、细菌、真菌，

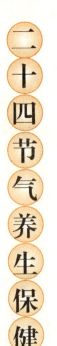

并伴有异味。长期生活在这样的环境中往往容易引发呼吸系统疾病，还会使已经患有的疾病病情加重，如高血压、肺病、感冒等。

长时间吹空调的人，不妨经常喝点芫荽生姜汤，对防治空调病，效果很好。

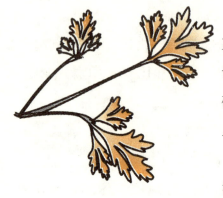

取芫荽（香菜）、生姜各10克。将芫荽洗净切碎，生姜洗净切片。先将生姜放入锅中，加水1碗，在火上煮沸2分钟，然后加入鲜芫荽及调味品即可出锅。

生姜性温味辛，可发散风寒，温中止呕，解毒，发汗解表，经常处在空调环境中的人，由于室内室外温差太大，很容易外感风寒。如果能及时喝点姜汤，将有助于驱寒解表。此外，用姜汤（加点盐、醋）泡足亦可收到很好的疗效，可有效防治"空调病"。

芫荽辛温，可发表鼓邪外达。传统中医认为，芫荽性温味甘，能健胃消食，发汗透疹，利尿通便，驱风解毒。《本草纲目》说："胡荽辛温香窜，内通心脾，外达四肢。"《罗氏会约医镜》也认为芫荽可"辟一切不正之气，散风寒、发热头痛，消谷食停滞，顺二便，去目翳，益发痘疹。"二者配合可将闭锁在体内的风寒邪气透达于表，同时对胃寒恶心，也能起到治疗作用。

夏天肠胃易感冒，上吐下泻难招架

你是否有过这样的经历？大夏天的，莫名其妙就拉肚子了，还伴随发烧、全身酸痛等症状。遇到这样的情况，不少人都以为是自己吃了不干净的食物导致的腹泻，仗着年轻力壮也不当回事，随便买几片治疗腹泻的药吃以为就没事了，结果却发现，腹泻的症状越来越严重，还伴有持续高烧，怎么也不退烧。到医院检查化验后才知道，自己得的不是普通的痢疾，而是胃肠型感冒。

医生指出，虽然症状比较相似，但胃肠型感冒却不同于一般的肠胃炎。一般的肠胃炎、细菌性食物中毒、急性胃肠炎和细菌性痢疾多是由于饮食不洁、喜食生冷，或吃了腐烂变质或苍蝇污染的食物，伤害了肠胃造成的，也因湿与热相杂，暑湿阻滞中焦而发病。

胃肠型感冒则主要是由腺病毒、杯状病毒、流感病毒、冠状病毒等病毒感染引起，多发生于消化道功能较弱的群体。此时，感冒病毒会乘虚而入钻进消化道，引起消化道黏膜反应，出现一系列消化道症状反应。

胃肠型感冒是感冒的一种，兼有普通感冒和胃肠道不适的特征，主要以呕吐、腹泻、腹痛为主，兼有食欲差、身体懒倦、上腹部发堵、全身肌肉酸痛、畏寒等症状，甚至会伴有水样腹泻等。正因为鼻塞、流鼻涕、咽痛、咳嗽这些感冒常见的上呼吸道症状的表现并不突出，所以不少自以为"久病成医"的病人就会因为胃肠症状而误认为自己只是患上了一般的肠胃炎，随便使用抗生素去治，结果因为没有对症下药，反倒使病情更加恶化，遭受更多不必要的痛苦。

胃肠型感冒的发病原因主要是源自外部刺激等因素，天气冷暖变化较大时发生较多。初夏时节，正是胃肠型感冒的高发季节。这个时节，气温往往变化较大，由于冷空气对肠胃刺激，体质弱的人消化道防御功能差，很容易发病。

胃肠道疾病是夏季的常见病、多发病，而引起胃肠道疾病的因素就在人们身边，比如：进食剩菜剩饭、过期食品；进食街边小商贩的不洁食品或进食冷热不均；把冰箱视为冷藏的保险箱，取出食物即食用，造成细菌入侵胃肠，导致胃肠道受损。医生建议大家，夏天饮食宜清淡，应以易消化、富含维生素的食物为主，多吃点蔬菜、水果及粗粮；大鱼大肉和油腻辛辣的食物则要少吃。

已经患上胃肠型感冒的病人该从哪些方面着手治疗呢？

（1）饮食调养。少量多餐地吃些清淡、易消化的半流食或流食，如米汤、粥、面条，避免进食油腻和带有刺激性的食物。饮食调养是护养胃肠的一个重要手段。多食清淡易消化、富有营养的食物，并做到定时定量，少食多餐，使胃中经常有食物和胃酸进行中和，可防止胃酸侵蚀胃黏膜和溃疡面而加重病情。

（2）多多休息。患者一方面要多休息减少体力消耗，增强机体同疾病作斗争的力量，另一方面，还要让胃肠充分休息，待肠胃恢复消化功能后，再缓慢增加进食量。

（3）注意补充水分。患上胃肠道感冒以后，由于多次腹泻，患者体内会丢失较多水分和"电解质"，所以宜少量多次饮水。必要时，可给予静脉补充液体和营养物质。

（4）根据病情酌情使用药物。尽量减少口服各种消炎、止痛、退烧药，减少对胃肠道的刺激，如体温超过38.5℃以上，可到医院注射柴胡（或含服柴胡滴丸）、安痛定或物理降温。

（5）腹泻导致肠道菌群平衡被破坏，可适当补充益生菌，以帮助恢复菌群平衡，提高免疫力。

夏至

颈椎不爽，夏天难过

颈椎病是一种多发疾病，尤其是近些年来，伴随生活节奏的加快，颈椎病已经跻身于常见病的行列，成为了各个年龄人群的公敌。无论是老年人、中年人，还是年轻人，都不同程度地遭受着颈椎病的困扰。研究发现，颈椎病的发病存在一定的季节性特征，而夏季正是颈椎病的高发季节。

是什么原因导致夏季成为了颈椎病的高发季节呢？

（1）睡眠中翻身次数增多，导致落枕

夏天睡觉时，人体由于局部温度过高，翻身次数增多，很多人甚

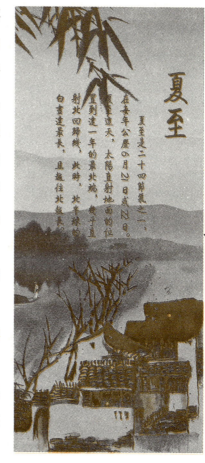

夏至是二十四节气之一。在每年公历6月21日或22日。夏至这天，太阳直射地面的位置到达一年的最北端，几乎直射北回归线，此时，北半球的白昼达最长，且越往北越长。

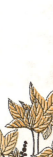

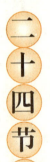
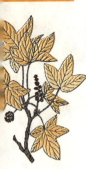

至一觉醒来甚至已经彻底睡到床的另一边去了。频繁的翻身，很容易导致落枕，带来颈椎疼痛。

(2) 过分贪凉，导致颈椎受凉

夏季气温高，人们常常是汗流浃背的，回到家，就想着赶紧痛痛快快地洗个冷水澡凉快一下，许多单位也早早就打开了空调或用起了电风扇。事实上，一味贪凉，用凉水冲澡或长期使用电风扇、空调，会使毛孔、汗腺急剧收缩，将风、寒、湿闭于体内，极易导致颈椎病的发生。尤其是座位正对空调、风扇，或领口较低、裸露着后颈的人，颈背部的肌肉更易受寒，颈椎病的发病率会更高。

(3) 午休不良姿势伤颈椎

夏天，人非常容易疲倦，所以很多人都养成了在午餐后小憩的习惯。可办公室毕竟不比家里，地方局促，条件有限，许多上班族往往是坐在座位上耷拉着脑袋就睡着了，或是使用个趴睡枕趴在桌子上睡。殊不知这样睡觉给颈椎造成的伤害非常大。正常人的颈椎是向前弯曲，有一个生理弧度的。生理弧度的存在，能增加颈椎的弹性，减轻和缓冲重力的震荡，防止对脊髓和大脑造成损伤。所以趴着睡对颈椎的伤害和伏案工作是一样的。当颈椎的生理弧度消失时，患者就容易出现头、肩、颈等部位的酸痛。

(4) 夜生活丰富，睡眠减少

夏季白天长晚上短，许多人的娱乐生活都大大增加，这就导致了睡眠时间的大大减少。白天疲劳的颈椎，到了夜间仍没有足够的时间进行休息恢复，日积月累就会导致颈椎疼痛。

(5) 天气炎热，外出减少

夏天天气炎热，人们更愿意待在室内上网、看电视，相比春秋季户外活动时间大大较少,容易引起颈椎疲劳,使颈椎病乘虚而入。

现在,我们已经知道夏季颈椎病高发的原因了,那么,具体可以采取哪些措施来预防颈椎病呢?

(1) 选个合适的枕头

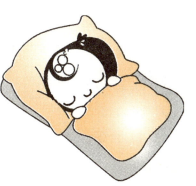

枕头的适宜高度,以 9～10 厘米较为合适,具体尺寸还要因每个人的生理特征,尤其是颈部生理弧度而定。肩宽体胖者枕头可略高一些,瘦小的人则可稍低些。预防颈椎病,选择一个软硬适中的枕头非常重要。稍微柔软些,但又不失一定硬度的枕头,一方面可以减少枕头和头皮之间的压强,另一方面又保持了不均匀的压强,便于血液从压力较小的地方通过,对预防颈椎病很有好处。另外,许多人对弹性大的枕头情有独钟,实际上,这也是没有必要的。枕头只要稍有弹性即可,弹性过大反易造成颈部肌肉疲劳和损伤。

(2) 戒烟限酒

大家都知道,吸烟的害处很多。如果说吸烟也会引起颈椎病,很多人都会惊讶,以为抽烟只是会引起呼吸系统疾病或者肿瘤等疾病。其实,抽烟不仅会对颈椎产生影响,甚至也是诱发颈椎病的重要原因之一。烟中的尼古丁等有害物质可导致毛细血管的痉挛,造成颈椎血液供应降低,废物增多,椎间盘中的酸碱度下降,最终使椎间盘代谢退变,发生退变过程产生大量炎症介质等物质刺激周围组织,加重颈椎病人的疼痛等症状。而酒,特别是冰冻啤酒,在夏季虽然是解暑的好东西,但是对于一些风湿性骨病患者而言,极易加重病情，引起颈椎病的发生，因此夏季预防颈椎病，一定要注意戒烟限酒。

（3）注意保暖

夏季虽然天气炎热，但也要注意保暖。待在有空调的办公室时，最好在身上披一件外套，以免颈部受凉而引发或加重颈椎病，女性白领还可佩带质地柔软的丝巾。开空调睡觉的时候一定要穿睡衣，千万不能赤膊睡觉。

（4）合理饮食

夏季要预防颈椎病的发生，还要从饮食方面着手。食物宜以清淡为主，辛辣的食物可直接刺激邻近的肌肉和韧带，导致椎节内外平衡失调，诱发疼痛等颈椎病症状出现。

（5）保持足够的睡眠

预防颈椎病的发生，一定要保持足够睡眠，夏季昼长夜短，很容易导致睡眠不足，产生疲惫等症状，其实这些症状是很容易导致颈椎劳损，从而导致颈椎病发生的。因此，夏季做好颈椎病预防工作，一定要注意保持足够的睡眠时间。

（6）注意日常保健

待在室内时，不妨多安排一些就地取材的运动，如仰卧起坐、擦擦窗户、远眺等，充分运动颈部、背部肌肉，保持颈部血液畅通。长期伏案工作的上班族，连续工作1小时后要活动颈部，抽出几分钟做做"米"字操。方式是以头为笔，按以下顺序反复书写"米"字：先写一横，头尽量由左到右画一横，头回到正位；再写一竖，头颈尽量向前上方拉伸，自上而下画一竖线，头回到正位；头颈尽量向左上方拉伸成45°角，头回到正位，同法书写米字右上点，头回正位，头颈尽量向右上方拉伸，向左下方画一撇，头颈回到正位；头尽量向左前上方拉伸，向右下方画一捺，恢复头颈正位。动作宜柔和，切忌用力过猛，每日做1~2次，以感觉头、颈、肩轻快和舒适为度。

夏天感冒烦恼多，对症治疗有诀窍

在大多数人的印象里，感冒一般都是发于冬天的常见病，其实夏天也会患上感冒。因为夏季天气炎热，为了散发体内的热能，人体的表皮血管和汗腺孔就会扩张，导致出汗增多，入睡后易使身体受凉而发生感冒。

暑天感冒俗称"热伤风"，病情较轻的一般无发热及全身症状，或仅有低热、头痛、全身不适等症状。病情较重的常有高热，而且出汗后热仍不退，并伴有头痛、沉重如裹、身体酸懒、倦怠无力、口干但不想喝水、小便黄赤、舌苔黄腻，有些患者还会出现呕吐或腹泻等。

很多人不解，为什么夏天这么热的天，自己也会感冒呢？这当然也是有原因的。夏天的热伤风，因一个"暑"字而起。在酷热的环境下，人体汗毛孔开放，汗液外泄，此时正是机体抵抗能力下降时期，感冒是一种通过呼吸道传染的疾病，人体抵抗力下降，就为感冒病毒与细菌的侵入提供了可乘之机。如果不慎受凉，机体的调节机制会使汗毛孔突然闭塞，热和汗不得外泄，热郁于人体，就出现了热伤风。热感冒的病程大约有3~7天，刚开始常表现为鼻咽部的不适，如表现为鼻塞、流清鼻涕等，同时伴随头沉、乏力，随病

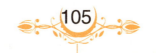

程进展，鼻涕变稠，继而发热、咳嗽、咽痛、肢节酸重不适等。

据统计，剧烈运动后暴食冷饮、洗冷水澡、空调温度开得太低、室内外温差过大、晚上睡觉贪凉甚至露宿户外均是诱发热伤风的原因。那么，在酷热难耐的夏天，究竟该如何预防热伤风呢？

首先，夏季要预防热伤风，夜晚乘凉不宜太晚，最好在晚上11点之前回到室内，不能彻夜露宿。元代的养生专著就曾指出："不得于星月下露卧，兼使睡着，使人扇风取凉，一时虽快，风入腠里，其患最深。贪凉兼身当风而卧多风痹，手足不仁，语言謇涩，四肢瘫痪。"

其次，在日常生活中，许多人虽然也经常接触各种病菌，却很少发病，说明热伤风的发生与肌体抵抗力强弱也有重要的关系。因此，预防热伤风同样需要从增强肌体抗病力入手。如适当锻炼身体，多呼吸新鲜空气。

另外，空调温度不宜开得太低，让室内外温差过大，白天空调的温度应控制在24℃以上，晚上控制在28℃并伴有除湿状态，睡觉时尤其不能对着风扇及空调吹。

特别要注意的是，治疗热伤风，千万不能用生姜、红糖之类的食物，因为这些性热的食物是利用中医辛温发汗的原理来治疗感冒的。如果用于治疗热伤风，会给病情"火上浇油"，使病情更重。应该以清暑祛湿解表为出发点，使用香薷饮、银翘散、桑菊饮等中药作为治疗的药物。如果不喜欢喝汤药，也可以选用银翘解毒丸（片）、羚翘解毒丸、桑菊感冒片、板蓝根冲剂等成药。如发热较重、咽喉肿痛明显，可以同时配服双黄连口服液（冲剂）、清热解毒口服液等，均能起到较好的清热解毒作用。

患上热伤风，饮食方面也很重要，因为它决定着痊愈的速度。其中，以下三类食物是千万不能吃的。

(1) 乌梅、山楂等酸的食品

许多热伤风患者由于食欲不佳，喜欢食用山楂、乌梅等具有"开胃"作用的食物，其实这样的吃法很不妥。因为这类食物往往性酸，具有收敛的作用，会在一定程度上影响治疗热伤风的药物或食物的发散作用，在热伤风的初期尤应注意。

(2) 油炸食物以及富含动、植物油脂的食物

这类食物也会妨碍解表药物发挥疗效，服药期间应避免食用。宜多喝水，吃一些清淡的食物，如西瓜、绿豆汤等。

(3) 冷饮

有人认为热伤风病人吃冷饮正好是对症下药，其实这种想法犯了"望文生义"的毛病，过冷的食物具有"收敛"的作用，同样会影响药物或食物的"解表"功效。

夏天头痛非小事，分清原因再下药

有的人每到夏季就会感到头痛头晕，对日常生活和工作都造成了影响，却往往找不到原因，年年如此。夏季偏头痛原本是中老年的多发病，近年来，越来越多的青少年和白领也成了这个疾病的主力军，被折磨得痛苦不堪。那么，究竟是什么原因造成了这种季节性头痛的频频出现呢？

(1) 由于气温高，人体只能通过排汗来散热，造成人体大量的水分流失，若不及时补充水分，就会使人体血容量减少，大脑因此

而供血不足，故而造成头痛。

（2）夏季人们习惯喝冷饮。有些人开怀畅饮后也会出现头痛的症状。这是因为热的口腔和胃黏膜经不住骤然而来的低温刺激，只是黏膜下血管发生痉挛，同时反射性地引起脑血管痉挛。这种痉挛虽为时短暂，但它却使大脑忍受不了突如其来的血液断流，而迅速作出应激反应，于是让人产生头痛。

（3）人体出汗时体表血管扩张，更多的血液流向体表，这种血液的再分配可使血压偏低的人血压更低，从而发生头痛。

（4）疰夏性头痛也是一种典型的季节性头痛，一到夏天就发作，入秋之后，不治即愈。夏季气候炎热，尤其是气温突升的初夏和气温超过37℃的酷暑时段，有疰夏史的人一般很难适应，于是植物神经功能开始紊乱，食欲减退，睡眠不足，周身乏力，头痛时常伴有低热。疰夏性头痛的主要原因是身体虚弱、气血不足，应按疰夏治疗。夏日里要改善饮食，多吃蔬菜水果，同时搞好室内降温，保证一定的睡眠时间。

（5）夏季，由于进食少，消化吸收功能差，人们的血糖浓度相对降低，脑细胞的能量供应随之减少，也会诱发低血糖性头痛。

（6）有的人因睡眠不好、脾胃虚弱、食欲不振也会引起头痛。

（7）一些人对闷热的环境、火辣辣的太阳有一种厌烦心理，情绪低落、心烦意乱，也会诱发情绪性头痛。

造成夏季头痛的原因有这么多，那么，我们可以采取哪些措施来防治这恼人的头痛呢？

（1）有头痛病史的患者应少吃冷饮，吃时应注意让腭部尽量避免接触冷食。一旦头痛发作，可用手反复进行局部按摩，缓解冷刺激引发的头部血管、肌肉收缩，减轻疼痛。长久不能恢复者需要在医生的指导下服用止痛药。

（2）如果白天工作紧张，晚上又得不到很好的休息，就很容易引起头痛。为了防止头痛，暑期高温时要安排好作息时间，每晚保证7～8个小时的优质睡眠可有效缓解头痛症状。

（3）空调房间要保持空气清新，经常通风换气。要避免高温、强光和噪音，以缓和紧张的情绪。另外，夏季应吃清淡易消化的食物，多吃新鲜蔬菜瓜果，并及时补充水分，以22～25℃的开水为宜，以补充水分、维生素及无机盐的丢失。同时要保持良好的心情，减少躁怒情绪。

（4）若有头痛的征兆时，应找个阴凉、安静的地方休息，也可冲个热水澡，放松一下心情。同时，也可在医生指导下服用一些镇痛剂类药物。

（5）研究发现，大多数偏头痛患者脑组织中的镁含量较低，因此，可以多食含镁丰富的食物，如冬菇、紫菜、黄豆、蚕豆、豌豆、桃子、桂圆、核桃、花生等。对失水性头痛除及时补充水分外，还应取低枕或无枕卧位，使血流尽可能多地流向大脑。

（6）夏季肝阳还处于易亢状态，肝风易动，可致高血压病人血压升高，引发头痛。对于这种头痛，笔者在这里推荐一款味甘性凉的素食——芹菜粥。取连根芹菜12克，粳米250克。将粳米淘洗后煮成粥，加芹菜（最好用旱芹，连根洗净切碎）再煮沸即可。此粥具有清热止痛之功，适用于肝火旺而致偏头痛者。还可用芹菜炒香干，或是将芹菜和豆芽稍灼，用海盐麻油或香醋等凉拌食用。

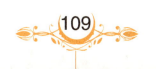

汗为心液，出汗过多需当心

出汗是人体排泄和调节体温的一种生理功能。中医学认为，发热出汗不仅能舒经活络、活动全身器官，提高精神和恢复体力，而且具有调节神经的功能，可扩张周围小血管，改善微循环系统，促进人体五脏六腑的功能，使内邪随蒸发的汗液排出。

如果你认为出汗是排毒的一种表现，于是就拼命的让自己出汗，那就大错特错了。出汗太多也会破坏身体平衡，而且出汗多清理不及时也可能给我们带来很多不好的影响。

炎炎夏日，适当出些汗对身体健康是有好处的，如果出汗很多就不是正常现象了。我们也常常见到一些人为自己容易大量出汗而烦恼不堪，如果这种症状是经常性的、大量的，那么就要引起注意了。出汗太多确实是种病。如果在安静状态下不是因为气温过高或者衣被厚重的原因而出汗太多，并且身体某部分出汗不止、湿透衣衫，感觉像泡在水里一样，那么就是中医上说的"汗症"了。

汗易外泄，出汗一方面是在给人体排毒，另一方面则是在耗气伤津。因为气是依附在津液上面的，津液是气的载体。津液外泄的同时，气也会随着汗液流失，从而损伤人的津气。这就是大量出汗后，人体会出现乏力、懒言等症的原因。

夏天属阳，阳气主泄，所以出汗多。汗为心之液，血汗同源，汗多易伤心之阴阳，因为"阳气在表，藏于腠理肌肤之间，故阳气偏则汗出，汗出多则损津液，津液亡使人脊瘦羸弱，以伤心气故也"。夏天出汗多，易引起血液浓缩及血液黏稠度增高而加重心脏负担。所以夏天既不能闭汗，也要避免过度出汗，并及时补充水分，以养护好心脏。

汗症的症状有很多种，其中盗汗是很常见的一种，表现为晚上睡着了出汗，醒来又停汗的症状。长期如此，会慢慢消耗掉人的心阴，让人变得虚弱。这个汗可不是体内的毒素，相反它是精华。经常盗汗者如果不及时治疗，心肾功能必出问题。

白天，如果在不活动或轻微活动的情况下，常汗出不止。这些人常有身体虚弱、说话语声较低、食欲差、易感冒等特点，中医认为是气虚的表现。这类人饮食上可选择山药、豆浆、牛羊肉等，也可用党参或黄芪炖鸡或腔骨，以补益机体，缓解气虚。

出汗过多主要易产生4大危害：第一，营养元素流失。汗多时，人体内必需的锌、硒、锰、铁、铜等微量元素逐渐流失，会造成儿童生长发育迟缓，智力发育受制，成人体质下降。第二，过度流汗会使人体流失大量的钙。一般来说，一个人每天正常出汗仅会损失15毫克左右的钙，但要是出汗过多的话，所损失的钙质超出总钙量的30%，便很容易导致低钙血症，出现手足抽筋、肌肉抽搐等症状。长期缺钙还会导致成人软骨症，使人易骨折，不但没益处，反而伤身。第三，免疫力下降。汗多的人，平时易感冒、着凉，常见打喷嚏、鼻塞、流涕或腹泻。第四，使人消化功能减弱，表现为胃口不好、厌食、消瘦、夜间磨牙等。

既然多汗是受热后伤津耗气所致，那么治疗措施应以清热、补气为主。建议常吃酸味食物，如番茄、草莓、柠檬、葡萄、菠萝、芒果等。它们不仅可预防流汗过多而伤阴，还能生津止渴、健胃消食。同时，尽量不要吃辛辣的调料，如大蒜、姜、葱、茴香等辛香料，还要少摄入一些刺激性的食物，如烤制的或有辣味的猪肉以及羊肉等。这些食物都属于热性食物，会让出汗的情况更加严重。

　　当然，我们主张避免过度流汗也不是说夏天就要一动不动了。正常的运动还是可以进行的。但要注意，运动只要进行到身体微微出汗就可以了，不要运动到身体感觉过度疲劳，尤其不要追求大汗淋漓的效果。这是因为出汗过多会导致人体内水、电解质紊乱和钙的流失。中医认为，出汗过多会导致"气阴两虚"，如果精气得不到及时补充，容易患上"亡阴证"，患者气短、口渴，严重时会虚脱甚至休克。

　　总之，不要认为汗证是小病，如果患汗证，切记不可等闲，应及早治疗，化危为安。

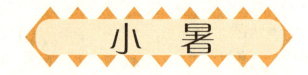

小　暑

人是铁饭是钢，小方法助你胃口开

　　说到夏天里最常见的现象，莫过于厌食了。特别是在"大暑小暑，热死老鼠"的三伏天里。吃不下饭、睡不好觉、体重减轻、精神不好等症状尤为普遍。对于这种现象，有些人采用的方法是熬，然而有句俗语说得好：民以食为天。从三皇五帝到如今，无论是秦皇汉武还是唐宗宋祖都离不开一个字：吃。食欲作为人生三大本能欲望之一，是五脏功能好坏的重要标志。熬只会熬坏自己的脾胃，从而进一步影响到我们的身体健康。因此，对于夏天胃口变差这个问题，我们需要给予足够的重视才行。

夏天到了，气温升高，人的胃口就开始下降，食量变小，甚至没有食欲。从而导致身体营养跟不上，体重减轻。那么，怎样才能提高食欲，轻轻松松度过夏天呢？

（1）多喝水

我们都知道，缺水会影响食欲，所以夏天里如果能做到饭前1杯水，饭后1小时再喝1杯水，就可以解决肠胃脱水的问题，也可以促进胃的排空，增强食欲。要注意的是，这里说的喝水指的可不是喝含糖饮料，一方面，含糖饮料容易让人越喝越口渴。另一方面，糖又是天然的食欲抑制剂。糖分可以很快被血液吸收，让人产生饱腹感，因此吃不下，形成恶性循环。

（2）多吃蔬菜

蔬菜含有大量的水分，还有维生素、无机盐等，能够增加身体需要的一些营养。将蔬菜做成沙拉等口味各异的美食，既有营养，又有助于增加食欲。

（3）吃饭前适量做些运动

通过跑步、羽毛球、游泳、钓鱼等，消耗些能量，让身体流流汗，有助于人产生饥饿感。饿了，胃口自然就大增了。注意不要做太过疲劳刺激的运动，否则会令人更没胃口，也不要暴饮暴食。

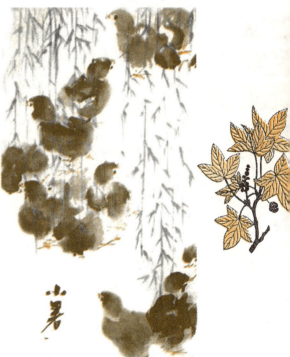

（4）日常作息一定要有规律

早睡早起才能保持好的精神状态和心情，有了好心情，看什么食物都会有胃口的。切勿熬夜，对身体损害极大，而且精神状态不佳，胃口也是很难提高的。

炎炎夏日，尽量不要吃些油炸的、油腻腻的食物，会让肠胃毫无食欲。一些清淡的小菜往往更健康，更开胃。下面，就介绍几款好吃又开胃的小食。

（1）白萝卜泡菜

制作方法：取白萝卜半根，生姜5片，小黄瓜2根。白萝卜去皮刨丝，生姜刨丝或切片，小黄瓜洗净切薄片，依个人喜好加入调味料拌匀即可。

清爽可口的白萝卜泡菜可算是开胃首选。在所有蔬菜中，白萝卜消除疲劳的效果最为理想。尤其对消除腹胀之气有很大作用。做白萝卜泡菜时，若使用有机白萝卜，就不必去皮。生姜则要用嫩姜，老姜的纤维太粗。小黄瓜也要尽量买有机的，以免农药残留。

（2）山楂麦芽茶

制作方法：取山楂、麦芽各10克，甘草1片。将这些材料洗净，加滚水500毫升直接冲泡，滤渣之后当茶喝，好喝又开胃。

山楂是酸性食物，具有提高胃酸的作用，麦芽更能消食健胃。这两种材料在药房都很容易买到。需要注意的是，麦芽要选外表略带须的有芽麦芽，最好是炒过的。

(3) 菠萝苹果汁

制作方法：取菠萝 1/6 个，苹果 1 个，凉开水 200 毫升。将菠萝、苹果去皮切丁，加水放入果汁机搅拌均匀，即可饮用。

在所有水果中，菠萝的酶含量最高。两餐之间喝杯菠萝苹果汁，既能借助丰富的酶来开胃，又能补充维生素 C，对健康十分有益，尤其适合不爱吃饭的小孩儿。因为很多孩子一到正餐时间，就变得什么都不想吃，怎么哄都不见效。遇到这种情况，先不要逼孩子吃正餐，不妨给他 1 杯菠萝苹果汁，味道好，他肯定会很乐意喝下。每天坚持喝 1 杯，食欲不好的胃口就能大开。当然，大人饮用也能起到同样的作用。

加辛减苦，小暑还需养肺气

元代丘处机在《摄生消息论》中提出："夏三月属火，主于长养心气，火旺味属苦，火能克金，金属肺，肺主辛。当夏饮食之味，宜减苦增辛以养肺。"孙思邈也主张："夏七十二日，减苦增辛，以养肺气。"

所谓"减苦增辛"，即少食苦味，多进辛味。中医学认为，苦味可旺心气，而小暑节气心火旺，多食苦味食物，心神更易涣散。而且，过重的苦味或进食苦味食物过多，会引起胃部不适，出现恶心、呕吐或泄泻等副作用。因此，饮食方面要"减苦"。而此时多吃点辛味的食物，如萝卜、葱白、姜、蒜等，可避免心气偏亢，有助于补益肺气和活血、通窍、化湿等功用。另外，夏天总吹空调或者嗜吃冷食，也容易寒气入肺，而伤到肺。而阴阳五行中，辛味是入肺的，因此养肺气需增辛。

二十四节气养生保健说明书

虽说要减苦增辛，但是我们所说的苦，不仅仅指尝起来苦的食物，也有一些食物味道并不算苦，但实际从性味上分也属于苦味的食物，比如橘皮，这类食物也是要少吃的。而多吃辛味，也并不等于是越辣越好，像湘菜、川菜等辣味食物，就有点辣过头了。这类食物易助热生火，令体内阳热过盛，发为热毒，且人体虚弱，元气不足，这类食物往往耗液伤津。从中医学理论上讲，辣椒的辣是辛味口味偏重的一种，不应多食。相对来说，葱、蒜等辛辣菜品要温和很多，在夏季可以适当多吃点，这样才能真正达到养肺之功效。

在这里，推荐一道消暑补肺的青红萝卜猪肉汤。取青萝卜500克，红萝卜160克，蜜枣4个，猪腿精肉400克，陈皮1小块。先把萝卜去皮切成三角形的块状，然后将猪肉洗干净，陈皮用水泡软洗净。将陈皮放在锅内加适量清水煮开，然后把上述全部材料一起放入锅中，改用小火再煮大约3小时即可。

中医认为，白萝卜属金，入肺，性甘平辛，归肺脾经，具有下气、消食、除痰润肺、解毒生津、利尿通便的功效，可治肺痿、肺热、便秘、吐血、气胀、食滞、消化不良、痰多、大小便不通畅、酒精中毒等。而红萝卜属火，入心，性甘平，归肺心脾经，具有下气、清热解毒、补中安脏腑的功效，主治烦热、便秘、胸闷气短、消化不良等。天气炎热时，易损伤阳气，喝这个汤，补肺的同时兼顾补心，心肺双管齐下，自然对身体健康大大有利。

辛味食物除了上述几种之外，还有香菜、韭菜、生姜、白萝卜、洋葱、油菜、芹菜、茴香、陈皮等，多为常见蔬菜。之所以吃这些东西有好处，是因为它们大多具有发汗、行气、活血、化淤、开胃等作用，可补益肺气，尤其对于肺气虚的人更应如此。

此外，夏季水果也多，不少水果都是养肺的能手，像梨有清热解毒、润肺生津、止咳化痰等功效，不管是生吃还是榨汁、炖煮或者熬成膏，对肺热咳嗽、支气管炎等症有较好的治疗效果。另外，葡萄和石榴也能够补肺。

除了上面说的，还有一种养肺的方法，是您轻而易举就能做到的，那就是笑。保持乐观开朗的心情很重要。夏季炎热苦闷，很容易闷闷不乐、心情烦躁，却不知这也是在伤肺。知名人物里，最典型的例子莫过于《红楼梦》中的林黛玉，她本来就身患肺痨，加上常年敏感忧郁，久而久之肺病更严重，甚至动不动还咯血。要知道，情志方面，肺主忧。中医有"常笑宣肺"的说法，大笑能使肺扩张，人在笑中还会不自觉地进行深呼吸，使呼吸畅通，可以改善肺部功能。但是值得注意的是，凡事过犹不及，不要放声大笑、狂笑，否则乐极生悲就不好了。

小小黄鳝胜人参，经常食用好处多

民间素有"夏令之补，黄鳝为首"、"小暑黄鳝赛人参"的谚语。夏天正是吃黄鳝进行温补的好时候。黄鳝又名鳝鱼。小暑时节，黄鳝体壮而肥，肉嫩鲜美，营养丰富，滋补作用最强，故我国民间有"小暑黄鳝赛人参"之说。

其实，"小暑黄鳝赛人参"还有另一层意思，这与中医学"春夏养阳"的养生思想是一致的，蕴含着"冬病夏治"之意。暑天湿气较重，对寒性、虚性、湿性的人尤为不利。中医理论认为夏季往往是慢性支气管炎、支气管哮喘、风湿性关节炎等疾病的缓解期。

此时若内服具有温补作用的黄鳝，可以达到调节脏腑、改善不良体质的目的，到冬季就能最大限度地减少或避免上述疾病的发生。因此，慢性支气管炎、支气管哮喘、风湿性关节炎、阳痿、早泄等肾阳虚者，在小暑时节吃黄鳝进补可达到事半功倍的补益效果。

关于鳝鱼有很多传说，最有名的莫过于"大力丸"的传说。相传，本来世界上是没有大力士的，后来一些人得到了神的指示，说吃鳝鱼可以力大无穷，所以这些人就经常以鳝鱼为食，慢慢地变成了大力士。古代医书《本经逢原》上还真有"大力丸"的配方，其中一味主药便是鳝鱼。

要说吃黄鳝就能变成大力士，肯定是言过其实，太过夸张了，但如果换个说法，鳝鱼能滋养身体，则是实实在在，一点也不为过。

黄鳝味甘性温，属于补性食物，有补虚损、除风湿、强筋骨的作用。现代医学研究发现，黄鳝含有丰富的DHA和卵磷脂，这两种物质都是脑细胞不可缺少的营养，美国研究人员还发现，经常摄取卵磷脂，记忆力可以提高20%。可见，常吃黄鳝，还能起到补脑、增强记忆力的作用。而其丰富的维生素A含量，也让其享有"补眼药"的美称。

黄鳝还可以作为治疗糖尿病的辅助食品，对糖尿病有较好的辅助治疗作用。从鳝鱼中可以提取分离出黄鳝鱼素A和黄鳝鱼素B，两者共同作用，可起到双向调节血糖的作用，也就是说，对高血糖患者而言，黄鳝鱼素可以起到降低血糖的作用，而在血糖低于正常值时，黄鳝鱼素又可以起到升高血糖的效果，防止低血糖的发生。因此，糖尿病患者，特别是血糖波动较大的糖尿病患者，坚持每天食用100~150克鳝鱼，对血糖的稳定将大有裨益。黄鳝还有增强性欲的作用，是阳痿等性功能障碍患者的食疗佳品。

黄鳝只有一根主刺，骨少肉多，煎炸蒸煮都可，最常见的就是红烧和炖汤。炖汤更能发挥食疗的效果，操作又简单，因此是最常用的食法。取两三条黄鳝，将内脏去掉，切段，加些猪瘦肉和大枣，炖半个小时就可以了，补气养血的效果很好，对体倦乏力、少气、头晕、眼花都有很好的滋补作用。

食用黄鳝时，如果能搭配相应的菜，滋补养生的效果更好：与红萝卜一起吃，可以明目；加入白菜帮或山药炖，适用于糖尿病患者；与冬瓜一起炖，有缓解风湿关节病之效；与猪蹄、牛蹄筋一起炖着吃，强筋骨的效果就更突出；与猪肉一块煮，吃了能补气；加一些当归炖，则有补血的效果。

不过，黄鳝营养虽高，但必须是鲜活的才能食用，最好是现杀现烹，千万不可食用死黄鳝，而且一定要做熟了才能食用。这是因为其血清中可能含有一些不耐热的毒素，而且还可能有一定的寄生虫，只有熟透了吃才安全。而且黄鳝蛋白质构造中含有很多组氨酸，黄鳝一旦死后蛋白质结构就会迅速崩解，细菌乘虚而入，组氨酸很快就会转化为一种有毒物质——组胺，人吃了之后会中毒，轻则头晕、头痛、心慌、胸闷，严重了则会出现低血压等不适。

最后要注意的是，黄鳝虽好，但并非人人皆宜。因为黄鳝属于温补类食物，所以高血压、中风后遗症、甲状腺功能亢进症、活动性肺结核、支气管扩张、感冒发热、急性鼻炎、急性支气管炎、急性扁桃体炎等急性炎症患者均不宜食用。那些平时就爱上火的朋友，对黄鳝也要敬而远之，以防火上浇油。

二十四节气养生保健说明书

夏季多发手足癣，爱美女性易中招

小暑时节，北方进入"桑拿天"，南方进入"梅雨时节"。这样湿热的气候很容易滋生热毒，使足癣、湿疹等皮肤病的发病率上升。手足癣是皮肤癣菌侵犯掌、跖和指（趾）所引起的浅部真菌感染性疾病。手癣俗称鹅掌风，足癣也称为脚气，即平时所说的"香港脚"。二者常可彼此传染，相继发病，也可侵犯一处单独发生，其中以足癣最为常见，是真菌病中发病率最高的一种。手癣多由足癣感染而来，但也可以通过另外途径单独被感染。

中医认为，足癣的产生和体内脾湿有一定关系。脾主运化，脾统血，脾统气，统水液。如果脾运化水液的功能健旺的话，能防止水液在体内发生滞留，也能防止痰湿等病理产物的生成。但是在湿热"狼狈为奸"的夏季，一旦湿气通过人的口鼻、皮肤等部位进入人体，就容易削减脾的动能，使体内水分调控系统失衡，进而导致足癣的形成。

夏季气候炎热，适合真菌的生长，温暖潮湿的环境为真菌的生长、繁殖都提供了良好的条件，足部汗腺较发达，加上鞋袜使汗液不易挥发，局部温度较高，如果不常洗脚或脚汗多，就更容易引起真菌的生长繁殖。当然，手足癣多发于夏季，与人们在公共浴池洗澡、泳池游泳、穿用公共拖鞋、接触患者物品也不无关系。

一般来说，手足癣在厨师、洗衣工、家庭主妇等人群中易发，原因是他们的双手经常浸泡在水里，所以容易被手足癣病菌感染。不过，近年来，一些爱美的女性也常常会感染手足癣。究其原因，多是美甲和高跟鞋惹的祸。爱美的女性往往对美甲店情有独钟，一有时间就去改变下"造型",却没想到,这看似不起眼的美甲却往往是她们中招的根源所在。在做美甲的过程中,化学品会让指甲组织不断受异物所侵蚀,造成指甲愈来愈脆弱,此时真菌就会伺机而动,引起灰指甲。彩绘和去光水都有可能导致指甲变形变质,甲床发炎,最后演变为灰指甲。此外,剪、磨等美甲前的工作也都有可能造成皮肤的软组织损伤,如果使用的工具未经消毒,更是极易造成真菌等病菌的感染。至于高跟鞋,其特殊的构造会使女性穿上后脚部前掌受力增大,脚趾相互挤压,容易造成趾甲变形或甲床与趾肉剥离的现象出现,大大提高感染手足癣的几率。

研究发现,多数患有手足癣的人都没有选择去医院治疗,因为他们觉得,这只是小毛病,只要到药店买点药随便擦擦就可以了。实际上这是错误的。手足癣虽然不会危及生命,但绝非无足轻重的小病,如果处理不当,可导致全身发疹,若继发感染,可发生丹毒,重者甚至会导致败血症。而且,足癣还具有传染性,能够自身传播,或者传染给家人。尤其是孩子,由于皮肤嫩薄,出汗较多,免疫功能低下,真菌更容易乘虚而入。如果家长有手足癣,孩子就可能通过接触父母或真菌污染物的物品,如鞋袜、毛巾、浴盆等被传染上。所以,如果发现自己患上了手足癣,一定要及时到医院的皮肤科进行治疗,切勿盲目私自用药,以免使病情加重。

从技术上说,只要杀死真菌,就能治愈足癣,但一次性根治往往很难。因为多数患者往往一见症状好转就停药,可此时真菌并没有被全部杀死,所以一旦条件允许,便又开始活动繁殖起来。这就是手足癣反复发作,难以根治的症结所在。同时,这也说明了预防手足癣发生的重要性。

做好手足癣的护理，我们要注意以下几方面。

（1）不穿他人的鞋袜，不用他人的毛巾、浴巾、不与他人共用面盆、脚盆，避免到不清洁的浴池、游泳池洗浴和游泳，不在公共游泳池、浴室、健身房等地方赤足行走，不与他人共用浴巾和鞋袜，避免接触手足癣患者的衣服和鞋袜，同时避免使用公用的剪刀和指甲钳，以降低相互传染的风险。

（2）对已有轻微手足癣的患者，要多洗手、不要随便用手去碰足癣部位，不随便用手搔痒，以免鳞屑飞扬，传染他人或自身手部。

（3）避免进食辛辣刺激食物和发物，戒烟酒，饮食以清淡为宜，可多吃新鲜蔬菜和水果。

（4）保持乐观的心理状态，多锻炼提高自身免疫力。

（5）养成每天用温水洗脚的好习惯，以改善足部血液循环，促进新陈代谢，提高足部皮肤抗真菌能力。

（6）定期对擦脚布、袜子、鞋垫等物品进行煮沸消毒，脚盆、拖鞋、塑料鞋等可用消毒液浸泡，抑制真菌繁殖。

（7）鞋子切莫穿得过紧，经常保持鞋内的清洁干燥，做到常刷洗。尽量多穿透气的布鞋、拖鞋、露趾凉鞋和棉质袜子，平时可以多准备几双换着穿，等穿过的鞋彻底晾干了以后再穿。运动出汗后要及时洗澡、洗脚，穿鞋袜前一定要把各趾缝间擦干，以保持局部环境的干爽、整洁。

（8）不要坐在露天放置的木椅上。这是因为，小暑时节，气温高、湿度大，久置露天里的木料，经过露打雨淋，看上去是干的，实则内含水分，潮气严重。在上面坐久了，座椅温度升高，就会将潮气散发给人体，诱发手足癣。

大 暑

夏季篇

苦夏来临,你知道怎么防中暑吗

中暑是发生在夏天或高温环境下的一种急性病,发病急,传播快,且易伤津耗气。大暑节气中,炎热的程度到达顶点,中暑人数总是急剧增加。中暑的诱发因素很复杂,但主要是因为气温高,而环境通风差,使体热不能及时向外发散造成的。

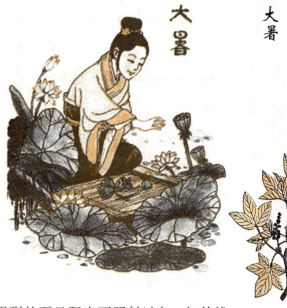

大暑

在一般情况下,人体产热和散热正好相等,所以,人的体温总是保持在37℃左右。在强烈的夏日阳光下照射过久,红外线就会使人的大脑丧失调节体温的能力,进而引发中暑。若外界气温高、空气湿度大、无风、汗液蒸发困难,体内热量积蓄过多,也容易中暑。另外,如出汗过多,体内水和盐大量排出,得不到及时补充,水盐代谢发生障碍,也会中暑。身体过度疲劳、体弱多病也是发生中暑的原因。

根据临床表现的轻重，中暑可分为先兆中暑、轻症中暑和重症中暑，而它们之间的关系是渐进的。先兆中暑表现为，在高温环境下，出现头痛、头晕、口渴、多汗、四肢无力发软、注意力不集中、动作不协调等症状，体温正常或略有升高。如及时转移到阴凉通风处，补充水和盐分，短时间内即可恢复。轻症中暑者的体温往往在38℃以上，除头晕、口渴外往往还有面色潮红、大量出汗、皮肤灼热等表现，或出现四肢湿冷、面色苍白、血压下降、脉搏增快等症状。如及时处理，往往可于数小时内恢复。重症中暑是中暑中情况最严重的一种，患者可出现中枢神经系统症状，如意识不清、烦躁不安、昏迷、昏睡，体温可升高至40℃以上，面色潮红，皮肤灼热，严重者可产生脑水肿、肺水肿、心力衰竭等危及生命的情况，如不及时救治将会危急生命。

中暑发生前多有一些先兆，如全身疲软、头昏、头痛、恶心、出汗减少、注意力不集中、神情恍惚等，这是身体发出的中暑信号。此时，如能及时采取措施，如迅速到荫凉处休息，加快机体散热，就不会酿成大问题。若继续待在高温环境下，身体就会进一步抗议，发生中暑。

预防中暑，应避免中午高温时外出，防止在烈日下暴晒，不要在闷热的环境下工作。

对于高温作业者，应进行合理的营养补给。同时，应调整时间，避免中午高温时外出。野外工作时，最好穿浅色或白色的衣服、戴草帽，并注意劳逸结合，保证睡眠，多喝清凉饮料、凉盐开水、绿豆汤等，或者服些人丹、十滴水，都能起到预防中暑的作用。

夏天应养成主动饮水的习惯，不要等口渴了再喝水。因为当人自觉口渴时，身体已经处于缺水状态了。每天清晨起床后、上午10点左右、下午3~4点、晚上就寝前，是四个最佳饮水时间，每到这一时段要饮用1~2杯白开水。当出汗较多时，可适当补充一些盐水，使人体因出汗而失去的盐分得以弥补。

夏天的时令蔬菜和新鲜水果的含水量都很高，可以多吃来补充水分。另外，乳制品既能补水，又能满足身体的营养之需，也可以适量多饮用些。

发现有人中暑时，应立刻将病人移至阴凉、通风处，同时垫高头部，解开衣裤，以利呼吸和散热，然后用冷水毛巾敷头部，或冰袋、冰块置于病人头部、腋窝、大腿根部等处，同时，还可以用风扇向患者吹风。处理过程中必须用力按摩患者四肢，以防止周围血循环停滞。一般大脑未受严重损害者多能迅速清醒。有高热者，可给予物理降温。有呼吸困难者，可人工呼吸。对重度中暑者，在做上述抢救措施的同时，还应迅速将患者送往医院进行抢救。

清暑热去毒素，和烦人的痱子说拜拜

痱子是夏季常见的一种皮肤急性炎症，多发生于人的颈部、胸部、背部、腹部，甚至肘窝、女性乳房下方以及小孩子的头部、臀部。它虽然不是什么大病，但易引起瘙痒、刺痛、灼热感，常使人烦躁不安，甚至影响睡眠。

《圣济总录》载："汗出见湿，乃生痤痱，盖热盛汗出，阳气发泄而腠理疏，反以寒水洗浴，则热气内郁于皮腠之间，轻则为痱，

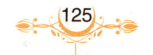

重则为痤也，世俗通谓之痱子疮，其状皮肉如毫针所刺，遍体细疮如麸片，愈而复发者是也。"意思是说，夏季湿邪弥漫，身之所及，呼吸之所受，均不离湿热之气。而人体出汗过多而不易蒸发，堵塞了毛孔，湿气就没办法代谢，从而积聚在体内，痱子应运而生。还有些人喜欢在出汗后洗冷水澡，这就会使毛孔突然紧闭，而使热气滞留在皮肤之间，也容易生出痱子。

现代医学认为，夏季温度高、湿度大，如果汗腺分泌过多，汗液蒸发又不畅，汗液渗透到毛孔的周围组织，就会刺激皮肤出现疹子，这是长痱子的主要原因。初起时皮肤发红，然后出现针头大小的红色丘疹或丘疱疹，密集成片，其中有些丘疹呈脓性。生了痱子后剧痒、疼痛，有时还会有一阵阵热辣的灼痛等表现。

广东一带的居民都知道不少关于乞巧节的传说，也就是现在传统的七月七情人节。相传，到了那天，织女会在银河洗头沐浴，然后才去与牛郎相会。而傍晚时分，银河的仙水会流到人间，与西江河水并流。因此，当地的少妇、少女们会停止一切活计，到西江河里洗头沐浴一天，之后可以滋润皮肤，不生热痱疮疖，哪怕是身上已经有热痱疮疖的，经此一洗也会消失。当地人相信，洗了银河水可以身心健美，延年益寿，得到幸福。

银河水洗澡去痱子有点玄乎，但是用艾叶洗澡，民间确实有此法。早在战国时期的《五十二病方》中就记载有艾叶的疗效与用法。在我国生产优质艾叶的湖北蕲州等地，至今还流传着"家有三年艾，郎中不用来"的谚语。更有不少地方户户种植，家家收藏艾叶。孟子也说过："七年之病，求三年之艾"，可见艾叶的保健功效不一般。

取50克干艾叶，然后准备几片生姜，一起熬煮大半桶水，待水温适中时倒入浴缸中泡澡，不仅能振奋精神、滋润皮肤，还有解毒止痒、治热痱疮疖的功效。身上已经有热痱疮疖的，经此一洗也会消失。

即使天气炎热，也不要脱光衣服，因为皮肤少了衣服的保护，更容易受热和遭受其他不良刺激而生痱子。衣着需合身舒适，不要太窄小，以利于活动和汗液蒸发为准。衣服的质地要柔软些，衣服太硬会不断摩擦刺激皮肤，使痱子不断增加。

为了防止湿邪入侵，被汗水阴湿的衣服一定要及时更换，并经常冲澡。还要注意凉血，因为气温高，地气热，人体与大地是同气相求，这样就会出现血热。为了防止血热生痱子，我们应吃一些凉性的食物。中医学认为，瓜类大多属于冷凉性的食物，如黄瓜、丝瓜、南瓜、西瓜等既能清暑又能祛湿，还可解毒凉血，比较适合这个节气食用。

生痱子后，只要注意保持皮肤卫生，几天之后，痱子便会干枯、脱皮而不治自愈。千万不要用热水烫、肥皂擦，也不要用手抓，以免引起细菌感染，变成痱毒和脓疱疮。

大暑，正是瘦身好时节

肥胖是由于从食物中摄取的热量超出日常活动的消耗，导致多余的能量被合成脂肪，在体内发生积蓄所致。夏季由于其某些特殊性，正是进行减肥的大好时机。

这是因为夏季气温高，体内新陈代谢旺盛，能量消耗大。再加上夏季食欲欠佳，较多的摄入清淡而含热量低的食物，导致散发的

二十四节气养生保健说明书

能量多于摄取的能量，完全符合减肥的原则。

因此，夏季减肥可达到事半功倍的效果。首先，应注意饮食的调节，以低能量的食品为主，如赤小豆、萝卜、竹笋、海带、山楂、大蒜、辣椒等。

其次，要坚持运动，时间最好在早晨9点之前，烈日暴晒时不宜进行体育运动。身体条件好的肥胖者，在夏天可坚持游泳锻炼。游泳的运动量较大，减肥的效果比较理想。

在水中慢跑也是一项非常流行且理想的夏季运动方式。水中慢跑比陆地慢跑有更明显的优点。能平均分配身体负载，避免因跑动时双脚撞击地面对脚部、膝部和臀部的震荡，也就避免了肌肉扭伤和韧带拉伤。另外，水的阻力是空气阻力的12倍，在水中跑45分钟，相当于在陆地上跑2小时。所以，夏季在水中慢跑是一种更有效的健身方法。

肥胖者尤其适宜水中慢跑。由于水的密度和传热性比空气大，因此水中慢跑消耗的能量比陆地上多。这些能量的供应，主要靠消耗体内的糖和脂肪来补充，通过此法可以逐渐去掉体内过多的脂肪。因此，水中慢跑是一种减肥的理想方法。需要注意的是，夏季进行水中慢跑要循序渐进，不要一开始就做大量运动。

此外，激活身体的瘦身大穴也是一个减肥的好方法。一是脚心中央的涌泉穴，按摩时可以用大拇指指腹来回反复按揉，也可以用木锤子轻轻敲打，经常这样做可以加速身体内水分代谢，时间久了，身体里的多余脂肪也会乖乖地溜掉。二是小腿肚外侧的丰隆穴，此处是胃经行之处，经常刺激这里可以起到减少和抑制空腹感的作用，当然最好在饭前按摩，这样就不会在不知不觉中吃了不该吃的，自责自己的肚子为什么这么不争气了。

众所周知，柠檬是一种富含维生素C的营养水果，一般人都将之作为美容食品。其实，柠檬中所含的物质，经过合理的调配，也是十分有效的减肥物质，可以让你兼得美味与身材，不仅能减去多余的脂肪和体重，更使整个身体强壮与健康。

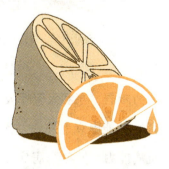

用柠檬水减肥的方法也十分简单。在1公升的水里加上半粒柠檬原汁，并置于冰箱里。每日至少喝下3公升的柠檬水即可，不需特别节食或禁绝零食，但必须经常补充柠檬水。柠檬水可以解渴且冲淡想吃东西的欲望，因此可有效抑制不当饮食，加上一天总共15分钟的运动，效果会十分显著。这套减肥法现在在日本是最流行的，在家里自己操作就可以达到减肥的效果，所以被称为"家庭主妇"式的喝水节食法，十分有效。

这一减肥方法的主要原理是启动身体的自我净化过程，溶解多余的脂肪，清除身体各种器官（肝、肾、肺、淋巴系统以及皮肤）的废物和毒素，净化血液，改善血质，促进新陈代谢，清洁并修复整个消化吸收系统，增强消化能力，调整吸收平衡。

无需节食或禁食，恐怕是这一减肥方法最吸引人的地方。正因为这样，你的身体获得了所有必需的能量、矿物质和不可缺乏的维生素。这就是为什么许多人甚至每天减去2磅（1磅约为0.45千克）

的脂肪，也没有对身体造成损害的原因。无数人经过尝试证实了，柠檬的的确确是可以帮助我们显著瘦身的。

冬病夏治防咳喘，千万别错过好时机

中医治病讲究"急则治其标，缓则治其本"。慢性支气管炎、支气管哮喘等疾病，大多是由于肺气不足、脾肾阳虚，导致机体抗病能力减弱，寒邪入侵呼吸道而引发的疾病。一般属于内脏（肺、脾、肾）功能虚衰、外邪侵入体内的疾病，应增补人体的正气，以增强抗病能力。但冬季病症在冬季常发作，难以以药补来增强体质，控制病情。所以可以趁着夏季，冬季病症的病情得到缓解时，挑选时机对身体做有针对性的药补，使体质增强。在夏季适当地内服和外敷一些药，到了冬季就可以起到抑制病情复发或减轻症状的效果。

此外，中医学还认为，"冬病"多与阳气不足有关。所谓阳气不足，相当于火力不足，也就是自身热量（能量）产生不够，产热不足。再加上外界同样也是一片冰凉，里应外合，便毫无解冻的可能。而在盛夏之际，不但人体阳气最为充足，自然界也是一片火热，此时顺应天气和时节变化防治疾病，将起到事半功倍的效果。

炎炎夏日正是一年中阳气最旺的时候，依据"天人合一"的理论和《黄帝内经》中"春夏养阳，秋冬养阴"的著名养生观念，此时对阳虚体质的人补阳是最有成效的。像老慢支、哮喘等病证除了素体阳虚以外，更重要的是由于本身体质虚弱而感受了外邪，包括寒邪、湿邪，或内生寒湿、痰饮，这些在中医学中统称为"阴邪"。这种由于阳虚而受到阴邪侵袭的情况称为"阳虚而阴盛"。在寒冷的

冬天，阳气更虚，而阴气更旺，所以病情难免加重。而气候转暖的时候，阳气渐生而阴气减退，故而病情好转。

在不常发病的夏季，依据《内经》"春夏养阳"的理论，对脾肾阳虚、夏缓冬剧的慢性支气管炎所引起的咳喘，采用温补脾肾之治法，以扶正培本，提高人体抵抗力，多能收到良好效果。

大暑

内服药可选温肾壮阳的金匮肾气丸、左归丸等，每日2次，每次1丸，连服1个月。外敷药的具体做法是：选用白芥子20克，元胡15克，细辛12克，甘遂10克，同研细末，用姜汁调糊，均分为6份后，摊在直径约5厘米的油纸或塑料薄膜上，贴在后背的肺俞、心俞、膈俞穴上或贴在双侧的肺俞、百劳、膏肓穴上，用胶布固定。

元胡

患者在敷贴治疗期间，要避免接触过敏源，禁烟酒及辛辣刺激食品，忌食冷饮。饮食宜清淡，不宜长时间吹电扇及在空调冷气环境里工作与生活，防止感冒，以免寒邪内侵导致病情变化。

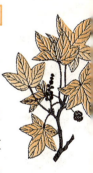

除了内服和外敷一些药物进行治疗之外，夏天里，我们还可以采用食疗的方式来辅助治疗，提升体内的阳气。在这里，推荐一款既好吃，补阳效果又好的山药羊肉粥。取新鲜山药500克，羊肉半斤，糯米适量。将羊肉、山药洗净后，一同放入砂锅中，加水适量，煮烂后加入糯米，再加水煮成粥，即可食用。

一看到羊肉，很多人可能会担心了：夏天吃羊肉会不会上火啊？其实，这种担心完全是可以打消的。中医专家认为，"补在三伏"，可见，三伏天以温食为主是没错的。羊肉味甘性温，能益气补虚，是夏天进补、养阳气的佳品。对于那些需要冬病夏治的患者来说，适时地多吃羊肉既可以去湿气，避寒冷，又能够暖胃生津，保护胃肠。山药性凉，熟食则化凉为温，补而不滞，不热不燥，药性平和。可整顿消化系统，减少皮下脂肪沉积，避免肥胖，且能增强免疫力。足见，这是一款冷热平衡的补益美食。

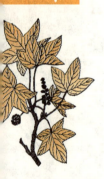

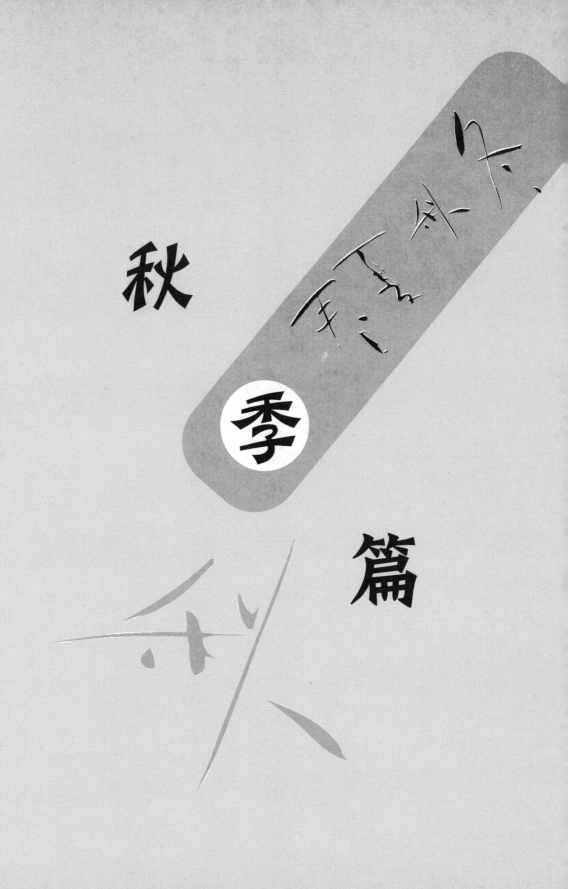

秋 季 篇

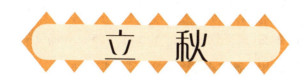

秋季养生主养收，滋阴润肺是重点

中医学认为，秋天燥气当令，即人们常说的"秋燥"。由于燥邪伤人，容易耗人津液，所以一进入秋季，人体就容易呈现出一派"燥象"来：口干、唇干、鼻干、咽干、舌干少津、大便干结、皮肤干燥甚至皲裂。秋燥之气以中秋为界，又有"温燥"与"凉燥"之分。但无论温燥、凉燥，都是以皮肤干燥、体液缺乏为特征。无形之中，肺脏属金，旺于秋季。因肺喜清肃濡润，主呼吸，与大气相通，外合皮毛，与大肠相表里，故燥邪最易伤肺，引起咳嗽或干咳无痰、口干舌燥、皮肤干燥、便秘等症。所以，遵循中医养生学"秋冬养阴"的原则，秋季养生要注意护阴润燥，以养肺为先。此时养肺，恰如推波助澜，能使肺部气血更加充盛。

中医强调"不治已病治未病"，秋冬养阴是春夏养阳的基础，也是保证春夏时机机体健康的关键。因此，秋天应注意养阴、养收气，避免耗精伤阴。

秋季养收，不仅是适应秋令自然界阳收阴长的规律，也是为了冬天阴气旺盛和来年的阳气升发打下基础。违背了秋季的养生原则，体内的太阴之气便不能收敛，就会发生肺热、喘息、胸闷等呼吸系统疾病。

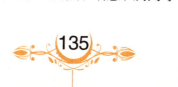

在饮食方面，秋季，我们要牢记滋阴润肺的原则，可以多吃芝麻等食物以润肺燥，也可通过食疗的方式达到生津润肺、补益肺气的功效。例如取适量的百合和蜂蜜煮汤服用，或取藕汁、梨汁、生姜汁、萝卜汁各50毫升饮服，都是润肺止咳、清热化痰、生津养肺的好方子，对肺燥久嗽、慢性支气管炎效果极佳。

另外，秋季的膳食中还应"少辛增酸"。酸性食物有非常强的滋阴效果。通过吃酸性的食物，能够缓解我们身体的旱情，甚至还没有吃到嘴里，润燥的效果就已经出来了。而过于辛辣的食物都有发散的作用，能调动人体肺部的阳气通过汗液从体内发泄出来，还容易让人上火，所以秋季应多吃一些酸性食品及新鲜蔬菜，少食用辛辣食物。

补水也是秋天养肺的重要环节之一。秋天多风干燥，空气湿度小，汗液蒸发比夏天还要快，极易造成人体缺水。所以要适量多喝些水，以保持肺与呼吸道的正常湿润度。另外，中医学认为，肺主皮毛，金秋季节经常沐浴，也可以促进血液循环，使肺与皮毛血气相通。

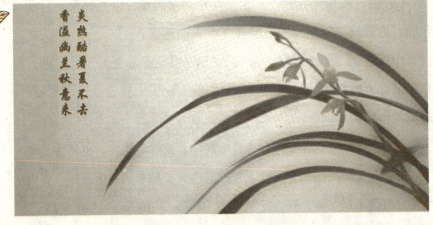

深呼吸是清肺的好方法。养生专家认为，秋季人们如果能经常练习一些特殊的呼吸方法，同样能够实现养肺的目的。例如伸开双臂，尽量扩张胸部，然后用腹部带动呼吸的腹式呼吸法。这种呼吸方式可以增加肺容量。再如快速吸满一口气，呼气时像吹口哨一样慢慢"吹"出的缩唇呼吸法。这种呼吸法可以使空气在肺里停留的时间更长一些，使肺部气体交换得更充分。

根据五行的归属分类来看，秋内应于肺，肺在志为悲，悲忧易伤肺，肺气虚则肌体对不良刺激的耐受性也会下降。所以立秋养肺，在精神上要谨防过度悲伤，调整好心态，求得内心的宁静和舒畅，以适应秋天容平之气，缓和肃杀之气对人体的不利影响。反过来，秋天如果能经常开怀大笑，对身心健康是极其有益的。因为笑能宣发肺气，还能调节人体气机的升降，清除疲劳，驱除抑郁，解除胸闷，还可使机体的血液循环加快，心肺气血调和。

秋季也是开展各种运动锻炼的大好时机，每个人可根据自己的具体情况选择不同的锻炼项目，"秋季吐纳健身法"就是一个不错的选择。具体做法是：清晨洗漱后，于室内闭目静坐，先叩齿36次，再用舌在口中搅动，待口里液满，漱练几遍，分3次咽下，并意送至丹田，稍停片刻，缓缓做腹式深呼吸。吸气时，舌舔上腭，用鼻吸气，用意送至丹田。再将气慢慢从口中呼出，呼气时要默念"哂"字，但不要出声。如此反复30次。秋季坚持练此功，有保肺健身之功效。

二十四节气养生保健说明书

秋老虎爱发威，立秋仍需防中暑

这个时候，我国大部分地区的气温开始由炎热向寒冷过渡，但晴天下午的炎热程度仍然不亚于暑夏之际的午后。这也就是人们常讲的"秋老虎，毒如虎"的现象。此时，天气虽有了凉意，但由于还有一个伏天——末伏没有过去，所以形成了一种立秋时节独特的气候现象——白天天气炎热，而早晚两头却比较凉爽。"早晨立了秋，晚上凉飕飕"、"立秋一日，水冷三分"都是对这种气候特征的写照。在这个忽冷忽热的时节里，中暑这一难受的现象非但没有远离人们的身边，反而发作得更加频繁了。不过，秋天的这种中暑和夏天的可不一样，夏天人们中暑，多为阳暑。而秋天频发的，却是阴暑。二者有什么区别呢？

所谓阳暑，是由酷热所造成的。多因暑热伤人，耗气伤阴，暑又多夹湿导致，所以阳暑的主要症状为发烧、浑身困重、出虚汗、腹泻、头昏甚至昏厥、抽搐等。

而阴暑，中医对其是这样论述的："静而得之"，"避暑乘凉得之"。意思就是阴暑是由过于避热贪凉引起的。因为暑热湿盛的时候，人们的毛孔是开张的，腠理是疏松的。此时如果突然受凉，风寒湿邪等便会长驱直入，从而引发中暑症状。这种中暑的主要症状有腹痛腹泻、全身酸痛、恶心、发高烧等。通常在睡眠、午休和纳凉之时，或者是过于避热趋凉而得病，比如夜间露宿室外，或运动劳作后立即用冷水浇头冲身，或立即快速饮进大量冷开水或冰镇饮料，或睡眠时被风扇强风对吹而引发。

立秋之后，白天气温很高，而夜间气温明显下降，昼夜温差加大，皮肤腠理开合频繁。此时如果贪图寒凉，一热一凉之间让虚邪贼风有机可乘，更会加大"伤阴暑"的可能。所以，立秋之后同样需要预防阴暑。那么，我们具体可以从哪些方面来预防"秋老虎"伤人呢？

（1）立秋后天气由热转寒，养生总则也应该由夏季的"夏长"转化为秋季的"秋收"。具体到生活细节上，就要特别需要注意穿衣、盖被，千万不能贪图寒凉。中医学认为，人入睡后，腠理一般打开着，此时风、寒邪非常容易乘虚而入，侵扰人体的健康。

（2）多喝水。水分蒸发可带走热气，所以要多补充水分，不要等到口渴时才记得喝。当出汗较多时可适当补充一些盐水，以弥补人体因出汗而失去的盐分。饮料广告中常常制作一次性大量饮水的画面，看起来很解渴，实际上从运动生理学的角度上来说，是非常有害的。运动中或运动后一次性大量饮水，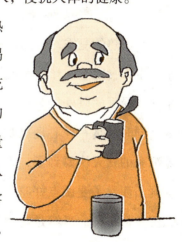只会给血液循环系统、消化系统，特别是给心脏增加负担，从而使人更加疲劳。一次性大量饮水导致的结果只能是出汗更多，盐分进一步流失，容易引发肌肉痉挛。所以喝水切勿过快过急，要把握节奏掌握好饮水量，一天的饮水量在2000～2500毫升为宜。

（3）刮痧也是中暑的克星之一。无论是阴暑还是阳暑，都可以通过刮痧来进行治疗。具体做法是：将食指、中指屈曲，沾点水，在人的前额印堂处、项后风池下及颈部依次进行刮拭。刮痧手法要轻，时间一般为每个部位刮3～5分钟，你会听到"叭叭"响的声

秋季篇

立秋

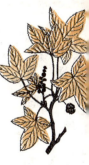

二十四节气养生保健说明书

音，然后一道道的红紫从捏处沁出。如果不出痧或出痧少，也不必强求出痧，以感到舒服为原则就可以。

需要注意的是，有严重心脑血管疾病、肝肾功能不全、全身浮肿者和孕妇均不适宜刮痧。刮痧时，空调风扇不能直接吹刮痧部位，刮痧出痧后30分钟以内忌洗凉水澡。前一次刮痧部位的痧斑未退之前，不宜在原处再次刮痧。刮痧出痧后最好饮一杯温开水。

金秋贴膘少吃肉，无虚不补为原则

在炎热的夏季，人们素有"苦夏"之说。由于天太热，人们经常产生厌食之感，什么都吃不下去。每日除了花样翻新的吃一些过水面、绿豆粥以外，对别的食物都提不起兴趣。这既是一种季节反映，同时也是一种心理反映。到了立秋，虽然气温依旧很高，但毕竟凉爽的秋天快要到了，人们身上的湿粘不适之感也减轻了，于是就开始萌发了要做点好吃的的想法，以补偿入夏以来的亏空，吃什么呢？最解馋的当然是吃肉！用吃肉的办法把夏天身上掉的膘重新补回来，就是人们常说的"贴秋膘"。这种习惯不知是从什么时候开始的，但却一直流传到了今天。

尤其是立秋这天，走到市场看一看，卖得最火的就是肉了，回民买牛羊肉，汉民买猪肉，总之在这一天里，不分民族，几乎家家户户都在吃肉，有的炖肉，有的包肉馅饺子，全家人聚在一起，热热闹闹地，吃得不亦乐乎。

经过一段漫长酷暑流汗的折磨，人体内的蛋白质、维生素、微量元素及脂肪等营养物质都耗损了不少。同时，因为夏天太热，人们会不自觉地偏食，这对人体的生态平衡是非常不利的，往往还会对人体的内分泌和生物机能造成影响。而吃肉的确能解决这个问题，既为人体补充了必要的营养、脂肪、蛋白质及多种微量元素，又能增强机体的抗病能力。

虽然传统的民俗习惯一直告诉我们，到了秋天，就意味着可以开怀大吃了。如上面所言，吃肉也的确对健康有益，但是，从中医学食补养生的角度来看，大吃特吃肉的做法并不科学。尤其在这本就容易让人口干舌燥的秋天，并不是所有好吃的都能招呼。所以，贴秋膘也得挑着吃。

经历了漫长的酷热夏季，人们由于频饮冷饮、常食冻品，多有脾胃功能减弱的现象，故秋凉伊始切忌贸然进补。大量食补品，会骤然加重脾胃负担，使长期疲弱的消化器官无法一下子承受，势必就会导致消化器官功能紊乱，出现胸闷、腹胀、厌食、消化不良、腹泻等症。所以，秋季进补之前先要给脾胃提供一段调整适应的时间，切不可不管不顾，切不可一进入秋季就玩命地补，还是要遵循定时定量的原则。

另外，贴秋膘虽然确实有益于恢复体力和体能，但是，"无虚不补"，是养生进补的原则之一。如果身体没有出现明显的气虚、血虚，就不需要进补。身体无碍的人，非要进补，轻了是拔苗助长，重了则可能火上浇油。本来没问题，反倒补出一些问题来。

过去，人们选择在立秋这天"贴秋膘"是为了长点脂肪，以备冬天御寒用，所以以吃肉为主。但是，无论是任何季节，体重的突然增加或减少都会对人体造成不小的打击。大起大落的变化会使得人体被迫处于应激状态，很容易导致机体功能产生紊乱，也容易被

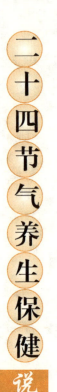

疾病乘虚而入。更何况，过去"短衣少食"的时代早就离我们远去了，现代都市人群的日常饮食已经足以为我们的身体摄入足够的脂肪、蛋白质和营养了。以往认为秋季来了，就应多吃肉类储备脂肪，以备过冬御寒之用的说法已经过时，不再适用于现代人。所以，"贴秋膘"对于本身就吃得不错的人来说，完全属于画蛇添足之举。即使是瘦削之人也不见得一定需要"贴秋膘"。一个人胖或瘦虽然要依照标准值来判断，但实际上，只要不是过胖或过瘦，自己感觉身体很健康，胃口也正常，就可以了，没必要刻意增肥、减肥。在食物丰盛的今天，如果我们能改吃一些健康养生食品来贴秋膘，无疑是更科学，对人体更有益的。

1. 多吃绿叶菜补充维生素

夏季，人们胃口差，总喜欢以瓜果来代替正常饮食。但是，瓜果中类胡萝卜素和B族维生素的含量普遍不高。所以立秋后可常吃应季绿叶菜，如菠菜、芥蓝、莴笋等，来补充维生素A、B族维生素及叶酸的缺乏，以防止视力下降、眼睛干涩、皮肤粗糙、呼吸道易感染等。正常人每天摄入绿叶菜的量应为3~5两。

2. 多吃发酵食物帮助消化

夏天人们食欲不振，又多吃寒凉，易造成胃肠消化功能减弱。所以到了秋天，不妨多吃些发酵食物，如馒头、醪糟、酸奶、豆豉等。这是因为食物在发酵过程中，既消除了其本身的抗营养物质，又利于消化吸收，还会产生维生素B_{12}，这种物质能以辅酶的形式存在于人体，促进碳水化合物、蛋白质和脂肪的代谢，防止毒素产生。

3. 多吃薯类预防肥胖

薯类食物属于粗粮，富含B族维生素，钾、镁等矿物质含量也十分丰富，此外还含有丰富的膳食纤维，能促进肠道蠕动，预防便秘及由此引发的多种慢性病，如肥胖、糖尿病等。秋季是薯类食物出产的旺季，可经常吃些山药、甘薯、芋头、马铃薯等，对人体非常有好处。

4. 多食用热量低的蒸拌菜

到了秋天，人们胃口大开，一不留神就容易吃得太多。不妨经常把菜蒸熟了以后热拌，例如茄子、西兰花、蘑菇、土豆、豆角等，都很适合蒸食。选择自己喜爱的蔬菜蒸熟，放凉后就可以拌食了。拌的时候，可根据自己的口味，加些芝麻酱、蒜、亚麻籽油、香油、番茄酱等。好吃、好看、热量低，营养也得到了最大限度的保留。

初秋时节防秋燥，多喝蜂蜜少吃姜

干燥是秋天最主要的气候特点，空气中缺少水分，人体同样缺少水分。为了适应秋天干燥的特点，我们就必须经常给自己的身体"补补水"，以缓解干燥气候对于人体的伤害。

多喝水是我们对付"秋燥"的一种必要手段。但对付秋燥不能只喝白开水，因为光喝白开水的话，喝得快，流失得更快。养生专家认为，秋季最佳的饮水方法是："朝朝盐水，晚晚蜜汤。"在白开水中加入少许食盐，能有效减少水分的流失。白天喝点盐水，晚上喝点蜜水，既是补充人体水分的好方法，又是秋季养生、减缓衰老的饮食良方，同时还可以防止因秋燥而引起的便秘，可谓一举三得。

蜂蜜是大自然赠给我们人类的贵重礼物，营养成分特别丰富，它最主要的成分是葡萄糖和果糖，这二者的含量高达70%，此外，还含有蛋白质、氨基酸、维生素等。蜂蜜具有强健体魄、提高智力、增加血红蛋白、改善心肌等作用，久服可延年益寿。《本草纲目》记载："蜂蜜有五功：清热、补中、解毒、润燥、止痛。"现代医学也证明，蜂蜜对神经衰弱、高血压、冠状动脉硬化、肺病等，均有疗效。在秋天经常服用蜂蜜，不仅有利于这些疾病的康复，还可以防止秋燥对于人体的伤害，起到润肺、养肺的作用，从而使人健康长寿。

秋冬季节变化的时候，也是感冒等流行疾病多发的季节，提高机体的免疫力是应对流行病最好的方法。而食用蜂蜜就可以满足这一要求，每天食用一些蜂蜜，就可以慢慢地增强人体的免疫力，提高人体对疾病的抵御能力，将流感等疾病的侵袭拒之门外。

那么，秋天里，什么时间喝蜂蜜最健康呢？对于大多数人而言是早晨，因为早晨喝蜂蜜，可以快速补充体能，使人一天都有充足的精神。不过，这个标准放在脾胃虚寒的人身上就不适合了。脾胃虚寒的人应该先吃些东西再喝蜂蜜，例如在早餐里加上一杯蜂蜜水，或者是把蜂蜜抹在馒头或面包上吃，切忌空腹喝蜂蜜，否则会造成拉肚子。

蜂蜜的种类有许多，包括槐花蜜、桂花蜜、枣花蜜等等，不同花制成的蜂蜜，功效上也有些差异。所以不同人群需要根据自身情况挑选最适合自己的蜂蜜。

桂花蜜有"金芙蓉"之称，素来是爱美女士的首选，因为它的润肤、美颜效果比较好。而爱上火的人，秋天更容易口干舌燥，出现上火症状。对于这些人而言，洋槐蜜更为合适，因为它的润肺、去燥效果都非常好。枣花蜜颜色偏深，果糖含量高，微量元素含量尤为丰富，具有安神、补血的功效，所以是中老年妇女、儿童和体弱者的理想食品。

有人可能要提出质疑了：《本草纲目》中不是说"七月勿食生蜜"吗？这个问题其实很好解释，《本草纲目》之所以说"七月勿食生蜜"，原因是无毒类的植物大多在春季里开花，但是有毒类植物的花期，则多半是在入秋以后。所以古人认为，秋天以后采集的蜂蜜，易混入一些有毒物质，食入后容易引起头晕、恶心、呕吐、腹泻等症状。所以，"七月勿食蜂蜜"并不意味着，秋天的蜂蜜就完全不适宜食用。我们只要选择正规厂家生产的蜂蜜就不用担心这个问题了。因为正规厂家销售的蜂蜜，一般不会当场采集当场销售，而是会经历一个时间段的酿制期。相反，那些无证摊点出售的散装蜂蜜，即便蜜源放心，也无法对蜂蜜的采集和储存做到安全无误，所以最好不要购买。

有些人在食用蜂蜜的方法上也有问题。他们不直接食用新鲜的蜂蜜，而是把它用于烹调、熬甜品时做调味，又或者是把蜂蜜倒入锅里熬一下，将原本质地稀薄的蜂蜜熬成黏稠的"熟蜜"再食用。对此，养生专家是不赞同的。因为蜂蜜当中含有大量的营养物质，高温很容易破坏掉这些营养。所以这种用高温熬煮蜂蜜的方法并不可取。若要泡饮蜂蜜，最好将水温控制在60℃以内。

秋燥时节，还要不吃或少吃辛辣烧烤之类的食品，这些食品包括辣椒、花椒、桂皮、生姜、葱及酒等，特别是生姜，这些食品属于热性，又在烹饪中失去不少水分，食后容易上火，加重秋燥对于人体的危害。当然，将少量的葱、姜、辣椒作为调味品，问题并不大，但不要常吃、多吃。比如生姜，它含挥发油，可加速血液循环，

二十四节气养生保健说明书

同时含有姜辣素，具有刺激胃液分泌、兴奋肠道、促进消化的功能。

生姜还含有姜酚，可减少胆结石的发生。所以它既有利亦有弊，不可多吃。尤其是在秋天最好少吃，因为秋天气候干燥、燥气伤肺，再吃辛辣的生姜，更容易伤害肺部，加剧人体失水、干燥。古代医书有记载："一年之内，秋不食姜；一日之内，夜不食姜。"看来，秋天不食或少食生姜以及其他辛辣的食物，早已引起古人的重视，这是很有道理的。

因此，为了我们自己的身体不受秋燥的伤害，当秋天来临之际，我们最好"晨饮淡盐水、晚喝蜂蜜水，拒食生姜"，如此便可安然度过"多事之秋"。

处 暑

早睡早起身体好，秋困秋乏一扫光

进入秋高气爽的好季节，本应是人体感觉最舒服的时节。可是出人意料的是，在这个时候，人们反而常常会感到疲惫乏力。这是因为，在炎炎夏日中，人体消耗了过多能量。到了秋季，人体进入一个生理休整阶段，所以机体会产生一种懒洋洋的疲劳感。再加上秋主燥，耗气伤阴，气虚也会导致四肢乏力，精神疲惫。而且处暑时，虽然早晚温凉，但中午气温仍然很高，暑湿较重。中医称暑湿困脾，人体容易感到困乏，这就和春季气候变化会发生"春困"一样。秋天，机体产生的这种莫名的疲惫感就是"秋乏"。

秋乏是人体对夏季能量超常消耗的补偿反应，也是机体在秋季这个宜人的气候环境中得以恢复所表现出的一种保护性措施，所以说，这是人体随自然气候变化所表现出的正常反应，是人体内取得阴阳平衡的一种生理现象，对人的健康没有危害，但为了不影响工作和生活，防秋乏还是很有必要的。

想要克服秋乏，首先必须做到的就是要保证足够的睡眠。睡眠不仅能恢复体力，保证健康，还是提高身体免疫机能的重要手段。

说到睡眠充足，量是一方面，质也是不容忽视的。秋天天气已凉，秋风劲急，地气清朗，秋高气爽。为了适应这种气候特点，人们应养成早卧早起的习惯。而且，此时天气凉爽、舒心爽身，具有安睡的条件，正好借此以补偿夏日睡眠的不足。早卧，可以使肺气得以舒展，还可以顺应秋季阴精的收藏之象，以养"收"气。早起，可顺应秋季阳气的舒展，使肺气得以宣发、肃降。这样就能与秋季自然界的规律相呼应，实现"秋季养收"的目的。另外，调查研究显示，脑血栓等缺血性疾病在秋季发病率较高，发病时间多在长时间睡眠的后期。秋季适当早起，可减少或缩短

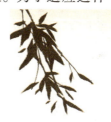

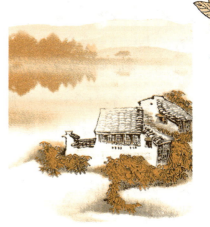

血栓形成的机会，对预防脑血栓发病也有一定意义。

那么，到底怎么睡才能真正达到《黄帝内经》中"早卧早起，与鸡俱兴"的标准呢？大家都知道，鸡有夜盲症，它一到天黑就奔鸡窝走了。古人称这个时候为酉时，大概是现在的17点到19点左右。所以古人认为，人在秋天的养生就要向鸡学习，在这个时候回家休息。因为此时，天地的气机开始收了，人的气机也该收了，早点休息可以多藏精。而到了19点到21点，就该上床睡觉了，最迟不超过21点。只有在21点之前睡觉才可称为早睡。

而早起是几点起呢？古人将鸡鸣作为时间标志，秋季，鸡多在凌晨5点到6点开始叫，鸡叫之后起床即为早起，所谓"闻鸡起舞"、"鸡鸣入机织"等，说的就是闻鸡叫如闻闹钟响，立即翻身起床，或锻炼，或干活，毫不懈怠。

秋天的夜晚，凉风习习，有些人很喜欢开窗睡觉，这样就容易受凉风侵袭而患病。阵阵凉风吹起地面的灰尘以及细菌、病毒，传到人们身上，还容易诱发咽炎、气管炎等；凉风吹在熟睡者的头面部，还容易诱发面瘫。因此，秋天早晚睡觉一定要注意关好门窗。

想要战胜秋乏，还要保持饮食清淡，不吃或少吃辛辣烧烤类食物，包括辣椒、生姜、花椒、葱、桂皮及酒等。从中医的角度看，这些食品容易加重秋燥对人身体的危害。油腻食物也要少吃，因为油腻食物会在机体内产生易使人困倦的酸性物质。多吃蔬菜水果、多喝水对于提神醒脑都有帮助。这是因为果蔬中的维生素作为辅酶能协助肝脏把人体疲劳时积存的代谢物尽快排除掉。同时，蔬菜和水果都是碱性食物，其代谢物能中和肌肉疲劳时产生的酸性物质，帮助人消除疲劳。

平时多伸懒腰也有解秋乏的效果。下午工作学习时间长了，伸个懒腰，马上就会觉得神清气爽、舒服自在。即使在不累的时候，有意识地伸几个懒腰，也会觉得轻松。这是因为，伸懒腰能适当增加对心、肺的挤压，促进心脏泵血，增加全身的供氧。大脑血流充足了，人自然也就清醒、舒适了。

西瓜虽美味，此时应减量

我国民间，不少地方都流传着进入秋季后多吃西瓜的习俗。每到秋季，前去超市买西瓜的人都会络绎不绝。有的人认为，立秋一过气温回落，上市的西瓜少了，所以要赶在立秋这天抓住机会再好好享用一下夏季的瓜果。还有的人认为，立秋这天吃西瓜，寓意丰收，时逢立秋，就要将秋天咬住，好好收获一下。还有一种"啃秋"说法非常有趣，认为秋天多吃西瓜能把平时食入体内的毛发、猪毛等消化掉。

实际上，吃西瓜消化毛发的说法，是缺乏科学依据的。人的胃肠本来就有消化和排空功能，一般胃排空时间为4小时左右，肠道排空时间为20小时左右。平时不小心误吃入胃中的毛发，由于量很小，一般都会自动随消化道排出。人每天都要进食，也每天都会排便，这是人体自身的循环过程。就算有头发、猪毛在胃里，最多一两天就会随着胃肠蠕动而排出体外了。不可能等到秋天吃了西瓜，才能被清除。

养生专家认为，西瓜性凉，是天热解暑的佳品，最适合在夏季吃。立秋之后，天气开始转凉，西瓜就应该少吃了。俗话说"秋瓜

二十四节气养生保健说明书

坏肚",事实上,立秋之后不论是西瓜还是香瓜、菜瓜都不能多吃,否则会损伤脾胃的阳气。立秋之后,昼夜温差加大,而人的脾胃功能尚未从夏季的虚冷状态改变过来。此时若贪食生冷,或多食秋瓜,会使脾胃受损而发生腹泻,可见,秋季本来就是腹泻高发季节,夏天造成人体气血损耗,处暑过后人体免疫力和抵抗力会有所下降,排泄能力也会下降,导致代谢的废物在体内明显增加。如果此时再大量食用西瓜等寒性水果就很容易拉肚子,脾胃虚寒、消化不良、大便溏泄者及小儿尤应少吃,否则会导致腹胀腹泻、食欲下降、积寒助湿。西瓜所含的大量水分还会冲淡胃液,引起消化不良和胃肠道抵抗力下降。

肾功能不全者也不能多吃西瓜,因为短时间内大量吃西瓜,会使体内水分增多,超过人体的生理容量。而肾功能不全者,其肾脏对水的调节能力原本就大大降低了,所以无法及时将进入体内过多的水分排出去,就会造成血容量急剧增多,容易导致急性心力衰竭而死亡。

口腔溃疡患者也不宜多吃西瓜。中医认为,口腔溃疡的主要原因是阴虚内热,虚火上扰,灼伤血肉脉络。西瓜有利尿作用,口腔溃疡患者若多吃,会使体内所需正常水分通过西瓜的利尿作用排出去,加重阴液偏虚的状态。阴虚则内热益盛,会使口腔溃疡更严重。另外,养生保健专家指出,秋天吃西瓜还可能引起咽喉炎或加重咽部炎症。

许多人下班回到家,就会习惯性地从冰箱里拿块西瓜来吃,觉得那种透心凉的感觉,真是爽到家了。事实上,西瓜如果冷藏时间过长更容易伤脾胃。因为突然遇到过凉的食物,胃平滑肌和黏膜的血管会出现收缩,甚至痉挛,引起胃痛或加重胃病。因此,西瓜的冷藏温度以 8～10℃为最佳,这个温度的西瓜口味也是最好的。每次吃西瓜的量不要超过 500 克,且要慢慢地吃。

既然西瓜不能多吃,我们不妨吃些枣。秋天是一年中最佳的吃枣季节。鲜枣富含能让肤色红润的铁,还含有非常多的维生素 C,维生素 C 是对抗自由基、对抗衰老的最好武器,可以还原黑色素及抑制黑色素产生、淡化斑点及色素沉着,还可以改善皮肤色泽。鲜枣生吃最健康,更有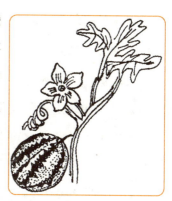利于营养的吸收。而干枣比较适合煮粥或煲汤,能将营养成分很好地释放出来。和鲜枣、干枣相比,蜜枣中营养成分最少,且含糖量过高,可用熬粥的方式稀释蜜枣中糖的浓度。

总之,立秋后养生要以防秋燥为主,可以多吃些苹果、梨、葡萄等滋阴的水果以及清热安神的食物,如银耳、百合、莲子、蜂蜜、黄鱼、芹菜、菠菜、糯米、芝麻、豆类及奶类,少摄取辛辣、多增加酸性食物,以加强肝脏功能。

处暑阳光依旧毒,小心防晒别放松

有些人一过了夏天,就以为不需要防晒了,这种观点是不对的。做足防晒工作不仅能防止皮肤变黑,还可有效避免肌肤提早衰老,而紫外线无时无刻不在肆意侵害我们脆弱的肌肤,所以防晒工作是一年四季都不能放松的。

《月令七十二候集解》中说:"处,去也,暑气至此而止矣。"

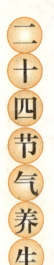

处暑后太阳的紫外线辐射指数依旧较大，所以千万不要因为天凉快了就忽视防晒，以防被"秋老虎"晒伤皮肤。

在户外时间长了，肌肤就容易出现红肿、刺痛、水泡、脱皮等现象，这都是阳光毒晒给我们留下的"纪念品"。一旦发现肌肤被晒伤，要赶快实施抢救。

如果皮肤只是轻微发红或发烫，可取棉片蘸冰水外敷，直至皮肤恢复本来的颜色和温度为止。然后用温和的清洁乳清洗，再擦一些保湿水为皮肤补水，通常问题就不大了。

如果皮肤红肿，且有疼痛的感觉，证明皮肤已经彻底晒伤了，这种情况下，光用冰水敷是不够的。可先用冰水敷，再涂抹一些天然芦荟胶来帮助皮肤镇静消炎。

如果皮肤表面出现了疹子或水泡，说明皮肤不止被晒伤，而且晒过敏了。此时最要紧的就是避免让皮肤再次受到强烈阳光的伤害。清洁时也要小心，避免摩擦皮肤造成疹子或水泡破裂，以防造成进一步的感染。

大多数人在晒伤后，都会习惯性地涂抹一些晒后修复化妆品。事实上，与这些化学制品相比，一些我们日常生活中经常能接触到的绿色植物、蔬菜和水果，修复晒伤的本领也毫不逊色，往往也能收到意想不到的神奇效果。

1. 黄瓜

黄瓜含水量大，富含的维他命C能增强皮肤的再生能力，既可补充皮肤失去的水分，又可治疗脱皮现象。皮肤晒伤后，可用黄瓜汁敷在疼痛的皮肤上10分钟，待清凉透入皮肤，疼痛自然就会消减。敷后要用水冲洗干净。

2. 蛋清

蛋清含有丰富的蛋白质，可协助皮肤生长。

3. 西瓜皮汁

西瓜皮汁具有清润的效果。曝晒后，可以用西瓜皮捣汁敷面约 15～30 分钟，再用清水洗净脸庞即可。为防止漏滴，可在西瓜汁中掺入蜜糖，便可加强浆力。

4. 蜂蜜

蜂蜜含有丰富的维生素、葡萄糖等，能滋润美白皮肤，还有杀菌消毒的功效，能使晒伤处皮肤加速愈合，恢复光泽。

有些人倒是不缺乏防晒意识，可是不清楚到底应该怎样防晒，总是一不小心就走进了防晒的误区，这也是应该极力避免的。

防晒误区 1：偶尔几次忘记防晒，不会对皮肤产生太大影响

日晒是可以累积起来对皮肤造成伤害的。虽然一次两次偶然忘记防晒，表面上没有显现出危害来，但是其对皮肤的伤害却会长期积累下来，次数多了，皮肤发黑、出现斑点、失去弹性、产生皱纹、老化等现象就会冒出来了。

防晒误区 2：阴天不需要防晒

无论是晴天、阴天、室外、室内、白天，还是晚上，紫外线都是无处不在的。它不仅可以通过沙滩、水泥路等反射，甚至还能穿透玻璃。所以防晒工作不分天气，应每天进行，才能起到效果。

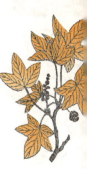

防晒误区 3：只要涂了防晒霜，就可高枕无忧

防晒霜并不是涂上后立刻就能起作用的。因为防晒霜中的有效成分必须渗透至皮肤角质表层后，才会开始发挥防晒功效，所以一般需要在擦拭 30 分钟后才可以出门。另外，防晒霜也是有时效性

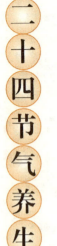

的。涂抹在皮肤几个小时以后，由于受到汗水的稀释，防晒效果就会减弱，应及时洗干净并重新涂抹，才能确保皮肤一直受到保护。

防晒误区4：涂防晒霜时，多按揉一会效果会更好

涂抹防晒霜的正确方法是：取适量于指间或掌心，轻轻晕开后在需要防晒的部位拍开、拍匀即可。防晒霜的分子很大，过分的按揉会将其生生挤进毛孔，容易造成堵塞毛孔，反而影响防晒的效果。

防晒误区5：已经晒黑了，就没必要再涂防晒霜了

许多人在晒黑后，就开始破罐子破摔，干脆放弃防晒了。这是不对的，皮肤被晒成棕黄色，说明皮肤已经开启了自我保护程序。皮肤的增厚和黑色素的产生都是皮肤保护自我的方式。但是，黑色素只能部分吸收紫外线B，起到一定的隔离作用，使肌肤少受损伤，却无法吸收紫外线A。所以，就算是晒黑了，也要坚持防晒。

春捂秋冻，秋天别急着添衣

我国自古以来就流传着"春捂秋冻，不生杂病"的养生保健谚语。秋冻的意思是说，即使到了秋凉时节，也不要马上把自己裹得严严实实，添衣应该有所控制。有意识地让机体冻一冻，可以避免因多穿衣而导致的体热出汗、阴津伤耗、阳气外泄，顺应秋收的养生需要。

秋天的气候特点是初秋的时候天气湿热，等到白露之后雨水开始减少，天气变得干燥起来、昼热温差也逐渐地加大了，等到寒露之后天气就会迅速凉下来。所以刚立秋之后的天气可以说是"凉而不寒"。正所谓"秋风拂面不冻身"，正是"薄衣御寒"的好时机，

大家千万不要气温稍有下降就把自己捂得严严实实的，如果能穿短袖，就尽量不要穿长袖；能穿单衣，就不要穿夹克，为自己的秋冻健身打下一个好的基础。

古人说得好："春捂秋冻，不生杂病"。寥寥数语，包含了许多养生之道。如果天刚有凉意，就穿棉带帽，不仅可能捂出火来，还会削弱自身的抵抗力和耐寒力，使身体变得弱不禁风，成了温室里的花朵。而晚一点增衣，适当地冻一冻，锻炼锻炼，以增强自己的御寒能力，等天气真正冷时再适当地增加衣服，届时就会既感到暖和，又不容易患感冒等一系列疾病。

因此，秋冻顺应了秋天阴精内蓄、阳气内收的养生需要，也为冬季做好了耐寒的准备。故《摄生要集》中说："冬季棉衣稍宜晚着，仍渐渐加厚，不可顿温，此乃将息之妙矣。"

秋冻不仅局限于未寒不忙添衣上，还可引申为秋季的一种养生法则。例如睡觉不要盖得太多，以免导致出汗伤阴耗津。

当然，秋冻也不能简简单单地理解为遇冷不穿衣。当天气骤然变冷时，适当地增衣是必要的，只是所谓适当增衣，是指让自己略感凉而不感寒为宜，而不是穿得暖暖和和、裹得严严实实。秋季是中医讲的"养阴"时节，一定要做好保暖。而所谓的秋冻指的是在人体可承受范围内。适当的"冻"会刺激机体增强抵抗力，从而使机体免受感冒等疾病困扰，但"秋冻"绝不等同于"挨冻"，当人体感到不适时，一味"挨冻"就适得其反了。

冻到什么时候比较合适呢？科学秋冻首先要看天时。初秋暑热未消，气温下降不明显，不需要匆忙加衣。仲秋气温开始下降，虽凉却不甚寒，恰是秋冻的较佳时期，尤其是青壮年，穿衣要有所控

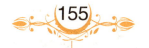

制，有意识地让身体冻一冻。到10月中下旬，即晚秋时节，气温迅速下降、早晚温差大，特别是秋冬交接之时，常有强冷空气侵袭，以致气温骤降，此时如不及时增衣保暖，一味追求秋冻，不但达不到强身健体的目的，反而会使感冒和其他呼吸道疾病不请自来。所以说，如果到了深秋，仍穿得过于单薄，这样的秋冻就过分了。

适当秋冻的确对避免寒邪入体有好处。但是秋冻指的是让皮肤接受外界气温的"捶打"与"锻炼"。至于我们的内脏，则是不能冻的。所以，从保护脾胃的角度来说，爱吃冷面、瓜果、冷饮的人此时就要注意节制了。否则，会让本来就处于虚冷状态的脾胃苦不堪言。

总之，秋冻要顺应天时、因人而异，还要根据自己的身体素质和抗寒、抗病的能力量力而行，千万不要急于求成。天气变化比较平稳的时候，我们可以适当的少穿一点衣服，让自己的身体略感凉意，但不觉得寒冷。一旦有强冷空气活动的时候，气温急剧地下降，这个时候就要多穿一点，这样才有利于健康。

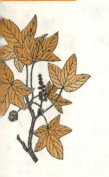

白 露

养生先养阴，早晚穿暖勿露身

秋季，天气由热转寒，世间万物都处于阴消阳长的过渡阶段。人体的生理活动也适应自然环境的变化，机体的阳气随之内收。因此，秋季养生一定要把保养体内的阴气作为首要任务，顺应大自然阴阳消长的趋势，重视蓄养阴精，因势利导，协调阴阳，以适应收藏的需要，为来年阳气生发打好基础。尤其是阴虚津亏者，更要抓紧秋冬时机养阴生津，以调整、恢复人体的阴阳平衡。

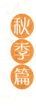

水为阴中的至阴，亦为万物之母。秋天主燥，燥邪的特点是干，所以秋天养阴的第一要务就是要多喝水以对抗天干物燥。此外，秋天养阴，还要学会呼吸阴气。什么是阴气呢？阴气包括生理性及病理性2类。病理性的阴气是废物，是要排出体外的；而生理性的阴气是人体不可少的，阴是阳的基础，没有阴，阳就不能发挥作用。在生命活动中阳气和阴精是相互作用的，所以我们说既要养阳也要养阴。在秋天要会呼吸阴气。

白露

因为天为阳，地为阴，所以地气本身就属于阴气，接地气可以多补给人体阴气的不足。最简单的方法是多赤足。可以脱掉鞋，下楼到院子里走几步石子路，既接地气，同时还可进行足底穴位按摩，真可谓一举两得。北方是产生阴气的主要方位，所谓"南阳北阴"，所以阴亏的人养生要多面北做深呼吸。阴虚者的办公室及寝室也应以向北的屋为好。

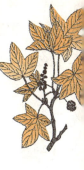

大自然以白昼为阳，夜晚为阴；日为阳，月为阴，所以阴亏的人，宜在夜晚对月光做深呼吸。另外，因为阳气主升，阴气主降，所以高处为阳，低处为阴。也就是说，越低凹的地方阴气越浓，如大峡谷的阴气就是最浓的。如果有条件，不妨于周末到郊外大峡谷去呼吸新鲜空气，即可使身体受用1周。总之，水边、北方、月下、夜晚、低凹处都属阴，是呼吸阴气的有效地方。在这些地方做深呼吸，无疑是十分符合养生之道的。

人们爱用"白露秋风夜，一夜凉一夜"的谚语来形容气温下降速度加快的情形。白露是真正凉爽季节的开始。进入白露节气后，冷空气转守为攻，暖空气逐渐退避三舍。冷空气分批南下，往往带来一定范围的降温。白露从节气上宣告了秋天的到来。"白露天始冷，鸿雁南飞去"，即便是南方，也要"白露勿露身"了。

白露之凉，我们一方面要看到其昼热夜凉这一气候，对人体阳气的收敛提供了良好的条件。但另一方面，如果着凉，则往往会耗伤阳气，因此，为了顺应《黄帝内经》养收之道，此时还要避免着凉。如果在处暑的时候，还不宜急于增加衣服，以顺应内热外行的话，那么，此时就该适当地增加衣服，防治外寒内袭了。此时更需要的是营卫阳气，而不是疏泄。

古语说"白露节气勿露身，早晚要叮咛"，就是在提醒人们此时白天虽然温和，但早晚已凉，打赤膊容易着凉。现在的晒和热，与盛夏相比有着天壤之别，即便气温高一些，也只是中午时分有点儿热，其他大部分时间都是凉爽舒适的。这时穿得过于裸露，冷空气就会刺激皮肤，使人体因着凉而免疫力下降，无力抵御寒邪，容易出现肺部及呼吸道疾病，如发热、咳嗽、支气管炎、肺炎等。所以，在这个时节，如果是在清晨和夜里出行，就不要穿短袖衣服了。

由于早晚温差变大，人们此时应该及时添加衣被，否则极容易患感冒，而支气管炎、哮喘、消化性溃疡等慢性病患者，也容易诱发或加重病情。肚脐部位的表皮最薄，皮下没有脂肪组织，但有丰富的神经末梢和神经丛，对外部刺激敏感，因此秋冻时保护以肚脐为中心的腹部很有必要。若防护不当，晚上睡觉暴露腹部或爱美穿露脐装，寒气极易通过肚脐侵入人体。如果寒气直冲肠胃，马上就会影响脾胃功能，就会发生急性腹痛、腹泻、呕吐。"寒从脚起，热从头散"，双脚受凉是引发感冒、支气管炎、消化不良、失眠等病症的元凶。因此，白露应注意脚的保暖，鞋袜宜宽松、舒适、吸汗。

　　白露时节，还要注意夜晚的保暖。不盖被子，或者被子过薄，也会引起腹泻。老百姓讲究冬暖脊背夏暖肚，目的就是不要让腹部着凉。晚上夜寝的时候，还应关好门窗，也不宜再铺凉席了，以防秋风流通使脾胃受凉。

　　饮食养生也是白露时节的重点，此时已经是典型的秋季气候，易出现口干、唇干、鼻干、咽干及大便干结、皮肤干裂等症状，也容易因饮食不当或外感风寒导致脾胃受凉，所以要随着节气的变化随时调整饮食结构。为防止受寒，在饮食上，这时候可吃一些温热性食物，因为温热性食物多有温经、助阳、活血、通络、散寒等作用。应减少寒凉、辛辣食物的摄入，有吃辣习惯的人如果脸上无痘可适当吃些辣椒、胡椒之类的食物，习惯饮酒的也可适量少喝些酒，但是白酒、黄酒一定要加温后再喝。主食最好选择精白面，可以补气。

　　白露时节，空气质量通常较好，不妨多接近自然，多运动，安宁志性，让自己的心神像秋季的天空一样清明爽朗。秋天天气干燥，空气缺少水分，预防秋燥要多喝水，早晨起床还可以空腹喝点蜂蜜水。如果不小心着凉患上了急性腹泻，可以在米汤中加入少量盐分，或在开水中加入少量的盐和1汤匙白砂糖,以补充津液的消耗。若腹泻不见好转,甚至加重,出现频繁呕吐、休克或伴有其他严重并发症,应及时去医院就诊。

秋冻别冻头腹足,薄衣御寒有讲究

处暑之后,气温逐渐降低,不过早添衣,可使人体的抗冷机能得到锻炼,增强御寒能力。但是,"一场秋雨一场寒,十场秋雨要加棉",秋冻也要有个度,既要坚持秋冻,又要确保不因受寒而伤身,当添衣时不添衣,而导致着凉生病,就违背秋冻的原意了。

谚语说"二八月,乱穿衣",讲的就是春秋两季人们穿衣的感受。事实上,从保健意义上讲,这句话应改为"二月多穿衣,八月少穿衣"。不过,凡事都应有个限度,"薄衣御寒"也不能过头。深秋时节气温过低,大街上已经有人穿上棉服了,你却偏穿条连衣裙,就未免太过于"美丽冻人"了。有些女孩过分追求美丽,衣裳挺厚,裙子挺短,靴子挺高,可膝盖上太薄了一点,秋风一吹,很可能给健康留下隐患——中医认为,年轻时腰腿膝盖常受风寒侵袭,年龄大了以后容易引发关节炎和慢性腰痛。

中医有"头为诸阳之会"之说,这是因为头是全身阳气最旺盛的部位之一。这个地方如果受寒,体内阳气会散失大部。身上衣服穿得再厚,要是不注意头部的保暖,就像暖水瓶不盖塞子,同样无法抵御寒冷的袭击。为了抵御寒冷,白露之后外出最好戴帽子,洗头时可用比平时热一点的水。额头渗出汗水时不能见风,避免受风而引发头痛、发热等身体不适,心脑血管病人、四肢不温的人、易感风寒的人,尤其要警惕。

肚脐是胎儿脱离母体后,被剪断的一小部分脐带经过一段时间后脱落形成的"疤眼"。虽然肚脐已不能发挥实际的生理作用,但它连通人体内外,是保健要穴,中医称之为"神阙"或"脐中"穴。它既是治疗某些疾病的重要穴位,也是人体对外界抵抗力最薄弱的部位,是某些病毒侵入机体的"门户"。从养生角度看,肚脐是万万不能在天气转凉时受寒的。因为肚脐皮下没有脂肪,紧邻丰富的神经末梢和神经丛,对外部刺激特别敏感,容易被寒邪侵袭。肚脐一旦受凉,腹痛腹泻在所难免。长期受凉,泌尿系统疾病也容易找上门来。腹部长时间受寒,还容易导致女性宫寒、痛经,甚至不孕。因此,在着露脐装时应注意对脐部的养护。

首先要注意脐部的卫生,要常清洗积于此的汗液。其次就是要注意防"风",早、晚天气较凉爽,或者阴雨天气温较低时最好不要穿过露的服装,电扇、空调的凉风不要正对着脐部猛吹,穿露脐装骑摩托车或自行车时车速不宜太快,以防病从脐入。

白露

俗话说:"病从寒起,寒从脚生。"脚素有"人体的第2心脏"之称。可见足部的保暖很重要。脚部分布着人体6条重要经脉,并且远离心脏,血液循环最为不畅,尤其脚底心,更是比较容易遭到寒气侵犯的地方。一旦受寒,会引发感冒、气管炎、消化不良、失眠等疾病。秋季早晚温差大,而且又多雨,喜欢赤脚穿时尚凉拖的女性极易因此受寒着凉,导致子宫、下腹部血液循环不畅,造成经期提前或延迟,严重者还会因子宫肌痉挛、组织缺血而致痛经。因此,女性朋友要特别注意加强对脚部的保暖,如穿鞋袜、泡热水澡,能使循环于足部的经络畅通,气血流畅,从而促进正常机体的功能。

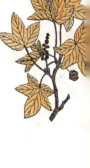

二十四节气养生保健说明书

养生学家建议，即使在秋天多雨季节，最好也不要为贪图方便赤脚穿凉拖。在室内空调房里，最好还要记得穿双薄丝袜。

此外，秋季养生要注意天时地利人和，当天气变化比较平缓时或是气候较暖和的中午，少穿一点衣服是可以的，但一旦有强冷空气活动，造成气温急剧下降时或者早晚气温非常低时，就不要一味地追求秋冻，应该及时、适时地增衣保暖。

秋冻还应因人而异，有一些不适宜秋冻的疾病患者，如心脑血管病人、骨关节病患者、支气管炎患者等就更应当及时添衣了。

人体受寒冷刺激后，常会导致交感神经兴奋，全身毛细血管收缩，血循环外周阻力加大，血压升高，血管负荷加重，再加上由于秋季干燥，人体血液黏稠，血流减慢，所以易引起脑出血或促使脑血栓形成。因此心脑血管疾病患者更不宜受冻。

寒冷、潮湿可引起人体多部位血管收缩、局部血流减慢、滑膜反应增加，从而使骨关节病症加重。有风湿性关节炎、类风湿性关节炎、骨性关节炎等骨关节病的患者应从立秋开始就注意保暖，避免受寒。

支气管炎患者特别忌冷、忌风，寒冷空气会对他们的气道产生不良刺激，从而诱发气管、支气管或小气道的痉挛，使得疾病复发或加重。因此这类病患者也不宜秋冻。

糖尿病患者局部供血较差，如果血管一下子受到冷空气刺激，很容易发生血管痉挛，引起组织坏死和糖尿病足，甚至诱发心脑血管疾病。所以，糖尿病患者最好也不要秋冻。

白露润肺有讲究，喝粥祛凉又防燥

白露时节，秋燥伤人，容易耗人津液，因此人们常会出现口咽干苦、大便干结、皮肤干裂的现象。中医认为，这是肺气大肠相表里，肺主皮毛的缘故。我们说养生应"顺四时"，秋季对应的是肺，因此白露时节要注意滋阴养肺。

由于"肺主气，司呼吸，主宣发与肃降，喜润不喜燥。"所以白露时节不能一味进补，饮食方面宜以清淡、易消化且富含维生素的素食为主。每到这个时节，很多人认为炎热的夏季已过去，秋冬季节已经到来，所以刚到秋天，就开始"贴秋膘"大量进补，或一味地强调营养品的进补，却忽略了季节性的易发病，如秋天好发的过敏性鼻炎、气管炎和哮喘等，所以在进补的同时要因人而异。例如，凡是因过敏引发的支气管哮喘的病人，平时应少吃或不吃鱼虾海鲜、生冷炙烩腌菜、辛辣酸咸甘肥的食物，宜食清淡、易消化且富含维生素的食物。特别是对于那些因体质过敏而引发的上述疾病，在饮食调节上更要慎重。对于体虚者，这时候，最好通过食补代替药补，而食补首推粥。

白露季节，早晨喝碗粥，既能治秋凉，又能防秋燥。做粥的大米、糯米等主料可以健脾胃、补中气、泻秋凉以及防秋燥。还可以根据自己的身体状况，添加一些豆类、干果等辅料，以达到更好的调养效果。一些清淡健脾的淡粥，如薏米粥、白果腐竹粥、小麦粥、莲子百合粥等都是十分适合这段时间饮用的，都有清肺润燥、止咳平喘、补养气血、健脾补肾的功效。在这里，隆重推荐一味既常见又营养的熬粥食材——小米。

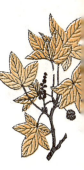

二十四节气养生保健说明书

小米又名粟，古代叫禾。我国北方通称谷子，去壳后叫小米。谷子原产我国，已有8000多年的栽培历史。中医学认为，小米味甘咸性凉，有补虚损、健脾胃之功。《本草纲目》中说小米"治反胃热痢，煮粥食，益丹田，补虚损，开肠胃。"小米芽（谷芽）和麦芽一样，是一味中药，有健胃消食、清热解渴、健胃除湿、和胃安眠等功效，内热者及脾胃虚弱者更适合食用。

现代医学认为，小米是优秀的食品，营养价值很高，每100克小米含蛋白质9.7克，脂肪1.7克，碳水化物76.1克。小米还含有一般粮食中没有的胡萝卜素，每100克小米中胡萝卜素的含量高达0.12毫克。小米富含维生素B_1、B_2等，其中维生素B_1的含量位居所有粮食之首，具有防止消化不良及口角生疮的功能。此外，小米中还含有一些酶成分。

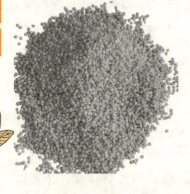

很多人只知道小米粥有营养，却不知道它朴素的外表下还有很多不为人知的优点：在你没胃口、食欲差的时候，小米粥的作用不亚于开胃菜；在工作压力之下，现代都市白领胃部不适已成通病，而小米粥是最绿色、最没有副作用的健胃食品。小米中的淀粉经过糊化后，绵软柔滑，健胃和中的功效十分明显。

小米最适合熬粥，小米粥色泽金黄，有"黄金粥"的美称。小米粥调节睡眠的色氨酸含量也是谷类之最，故又有"安神粥"之称。小米不需经过精制，其营养素种类及含量均高于大米。小米的铁质含量比大米高出1倍，对于气血不足的老人，小米不但可滋阴补血，还可润秋燥、通大便。小米的硒含量也非常丰富，有助防癌和抗衰老。

小米可单独煮熬成粥，亦可添加大枣、红豆、红薯、莲子、百合等，熬成不同风味的粥。小米粥加蜂蜜调和，可加强润肠通便的功效；放入红枣、桂圆肉可补养心血；加入银耳、百合可润燥除烦；血脂偏高，可适当加入燕麦片同吃。

针对白露时节秋燥伤人的特点，笔者再推荐下面两款润燥粥：

首先是花生小米粥。取小米50克，花生仁50克，红小豆30克，桂花糖、冰糖各适量。将小米、花生仁、红小豆放入清水中浸泡4小时，然后淘洗干净，待用。锅中注入适量清水，加入花生仁、红小豆煮沸后，改用小火煮30分钟，放入小米，煮至米烂，花生仁、红小豆酥软，再加入冰糖、桂花糖即可。这道粥味道甘甜，有清热解渴、健胃除湿、和胃安眠等功效，内热者及脾胃虚弱者更适合食用它。胃口不好的人吃了以后，既能开胃又能养胃，还具有健胃消食、防止反胃、呕吐的功效。

小米枣仁粥也是这个季节一道不错的粥食。取小米100克，枣仁末15克，蜂蜜30克。先用小米煮粥，候熟，入枣仁末，搅匀。食用时，加蜂蜜，日服2次。这款粥能补脾润燥，宁心安神，可治纳食不香、夜寐不宁、大便干燥，非常适合这个时节食用。

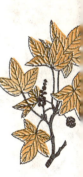

忙里偷闲搓搓耳，补养肾气好处多

古话说"白露勿露身，早晚要叮咛"，这个节气温差增大，天气转凉了，所以不要露身，早晚要添衣。从这个节气开始，天地的阳气就开始向内收敛,而肾是主收藏的,所以这个时候肾就开始收纳阳气准备过冬了。

从白露开始,天气越来越凉,有些人会出现手脚冰凉、肢体怕冷、尿频、乏力等症状,中医认为这是肾气不足的表现。所以白露起要经常给肾"打打气",即补养肾气。

中医认为,肾为先天之本,人体随着肾气的逐渐旺盛而生长发育,直至成熟,继而又随着肾气的衰老而死亡。肾的精气主宰人的生和死。人体衰老与否,在很大程度上取决于肾气的盛衰,故养生应养肾保精。

秋冬季节,人体新陈代谢减慢,而肾的作用就是生长、发育、生殖、排毒和代谢水液,因此秋冬季节是养肾的最好时候。那么养肾的方法都有哪些呢?

1. 经常按摩针灸气海穴和关元穴

人体上有很多穴位,而主肾的穴位主要是气海穴与关元穴,找准这两个位置,经常进行按摩针灸,就可以把热气和能量传到我们的肾脏器官,从而保护好我们的肾,起到去除肾病,保健养生的作用。

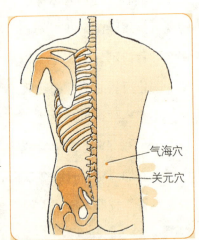

气海穴
关元穴

2. 勤泡脚

在泡脚的时候,还可以在洗脚水中添加一些具有补肾功效的中药。这样在泡脚过程中,补肾的药液就会通过经脉络传到我们的肾脏,起到护肾保健的作用。

3. 时常搓耳补肾气

白露时节常搓搓耳朵补养肾气，也是很好的养生方法。耳朵不仅是我们倾听世界声音的工具，更为肾之窍。耳朵有密集的反射区，联系着全身每一个器官。传统中医认为，"五脏六腑，十二经脉有络于耳"，因此，常搓揉耳朵是一种很好的养肾方法。平时坚持搓耳、捏耳，不但有利于听力，更可强健身体。

具体的搓耳方法是：双手掌轻握双耳廓，先从前向后搓49次，再由后向前搓49次，以使耳廓皮肤略有潮红，局部稍有烘热感为度。每日早、晚各1次，搓后顿有神志清爽、精力倍增、容光焕发的感觉。若患有某些慢性疾病，在搓耳之后，还应搓相应区域，如高血压患者，可用拇指搓耳轮后沟，向下搓时用力稍重，向上搓时用力稍轻。低血压者，用力搓的程度恰好与高血压相反。患腰腿酸痛者，可用拇指从上向下搓捏耳舟区域。食指需用力稍重，拇指仅扶持而随食指滑动，如此搓捏49次。失眠或夜深难眠者，在临睡前用食指搓压双耳三角窝区，每次持续1~3分钟，即可获得满意而香甜的睡眠。

据资料所载，人耳的形貌，颇似倒卧于母体腹中的胎儿，因而，恰当而适时地捏动双耳垂，还能收到抗衰、养颜的效果。其方法是用拇指、食指轻巧而有节奏地捏压耳垂的正中区域，每日2~3次，每次1分钟。持之以恒做下去，既能美白容颜，又能增添双目的神采。此外，配合用小指尖点压耳甲腔区域，刺激或调节体内性腺激素，使之保持在较为正常的水平，更有助于防衰、抗衰效应的发挥，能帮您唤回美丽而又健康的容颜。

从这个节气开始，天地阳气向内收敛，而肾主收藏，从此时

就开始收纳阳气准备过冬了。冬天的时候，有没有充足的气血来御寒，完全取决于现在的肾能量储备是否充足。如果您不想像以往那样，一到冬天就手脚冰凉、乏力、没精神，这时就要抓紧时间慰问您的肾经了。

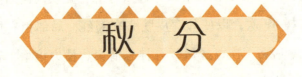

秋分

皮肤干燥瘙痒，护肺是关键

一到秋天，由于气温下降，加上多风，气候变得干燥，很多人都会感到皮肤变粗，甚至出现瘙痒。要解决这样的问题，光靠涂这涂那来润肤是不够的，正所谓"外病内治"，皮肤的毛病其实要靠养肺来调理。

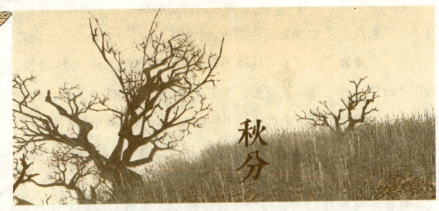

俗话说"秋季养好肺，冬季病不找"，这句话同样适用于皮肤类疾病。从中医的角度看，肺主皮毛，所以一些皮肤问题实际上是受肺的影响的。例如，皮肤出现粗糙、瘙痒等症状，就多半是卫气或气血不足，即肺宣发的功能无法正常运转导致的。所以，把肺养好，通过肺的宣发作用，将卫气和气血津液输布全身，就能温养肌肤皮毛，以维护其正常功能。

秋令与肺气相应，秋天燥邪易伤肺，导致肺虚，所以由肺所主的很多皮肤病多在秋末冬初复发。五行之中的"肺气"是主导着皮肤的原动力，作为皮肤的一种屏障功能游走在皮肤表层。当肺气不足时，人抵御外邪的功能就比较差，就会导致外邪侵入。如果环境潮湿、闷热，肺气不足的人就容易多发湿疹、瘙痒症和季节性皮炎。

荨麻疹这种慢性皮肤病让不少人一到秋冬就很难受。荨麻疹来得快，去得也快，风一般的特点让人摸不着头脑，可是瘙痒起来真要命。很多人都奇怪，为什么这些皮肤病偏偏找上自己呢？这其实也跟肺有关。我国医学认为，荨麻疹是肺部出现问题而引起的皮肤疾患。肺主皮毛，意思是说，皮毛的功能是受肺气支配的，如果你的肺出现毛病，皮毛和外面通达就不好。我们体内的风邪无处可泻，只好东一下、西一下地在皮肤里走窜，荨麻疹因此而形成。所以说，得荨麻疹的人多数肺不纳气，气虚不足。正因为无法固表，所以让风邪侵体。

秋季是夏冬两季的过渡季节，冬天的严重干燥更容易使慢性皮肤病多发，如果在秋季做好防护，能防止这些病到冬季更进一步加重。而且到了秋季，这些皮肤病就开始显现一些端倪了。

因此，秋季护肤最首要的任务就是要润肺。在日常生活中多煲些冰糖银耳雪梨、莲子、山药、茅根等糖水,这些糖水就有很好的润肺效果。不过,人在炎热的夏季容易伤脾胃,所以在秋季润肺的同时也应该健脾,在熬汤的时候加些山药、莲子是很好的健脾食疗方法。

解决秋季皮肤瘙痒,可从肺部功能失调入手,但也要分清疾病类型。一般可分为3类:一是风热型,由感冒发热引起,病毒破坏组织,导致皮肤瘙痒;二是湿热型,如喜欢吃冰凉食物,导致湿热下行,引发腿部瘙痒,可用些清热祛湿的药物;三是皮肤闭塞不通,致使津液无路外泄,积聚湿气而导致瘙痒。

养生专家认为,秋天除了应多喝水以外,还宜多喝粥、豆浆,多吃萝卜、莲藕、荸荠、梨、蜂蜜等润肺生津、养阴清燥的食物,特别是梨,有生津止渴、止咳化痰、清热降火、养血生肌、润肺清燥等功能。要尽量少吃或不吃辣椒、葱、姜、蒜、胡椒等燥热之品,少吃油炸、肥腻食物,以防加重秋燥症状。如果出现了皮肤瘙痒症状,可用香菜泡酒涂抹,可很快止痒。

此外,皮肤干燥也与皮肤的失水有关,皮肤水分的缺乏又与皮肤表面的皮脂膜有关,皮肤表面的皮脂膜犹如一件"外衣",可以阻止皮肤水分的蒸发,使皮肤保持滋润。老年人皮肤萎缩变薄,皮脂腺及汗腺分泌机能减退,使得皮肤表面的脂质等保湿因子减少,皮肤自然就显得干燥,加上秋冬季节本身气候干燥,可增加水分的丢失,进一步扰乱表皮的脂质平衡,这样干燥就不可避免了。所以,应对秋季皮肤干燥,我们的第一要务就是给肌肤补水,秋季皮肤干燥最常见的症状就是起皮、皮肤瘙痒,这些症状都是可以通过水来解决的,不管喝水还是吸入水蒸汽或者是通过保湿护肤品给肌肤补水，都是很好的选择，所以应对秋季皮肤干燥，一定要记得时刻给肌肤注入水分。

秋季来临，干燥的气候、凉爽的秋风将肌肤中的水分一点一点地榨干，很多人习惯用保湿护肤品，但单纯地给皮肤"喝水"，虽然能够让皮肤暂时保湿，但天气干燥，皮肤上的水分很容易散发，同时会带走原有的水分，皮肤就成了"越补越干"的状态。所以，这个时节，我们不妨选择一些油性的护肤品来补水保湿。一层薄薄的油脂，就像一道隔离墙，可以将水分和空气隔离开，让我们的皮肤痛痛快快地喝个够。

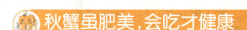
秋蟹虽肥美，会吃才健康

秋风送爽，稻菽飘香之际，也是螃蟹最肥美之时，故有"稻熟江村蟹正肥"的赞美。秋季的螃蟹肉质鲜美肥嫩，蟹壳里的金黄色蟹膏更是让人大有"香味扑鼻来，食欲门大开，吃足尤不够，何日能忘怀"的"味美思"之感，做起梦来都要垂涎三尺。

时序一进入秋天，除了中秋赏月，最令人期待的莫过于秋季螃蟹的难忘滋味。秋天一到，美食老饕们就心花怒放，因为秋天是许多美味食材的最佳赏味季节，而螃蟹更是此时不容错过的美味，一年一度的赏蟹宴会，也正式拉开了序幕，各家厨艺大师纷纷一展功力。

据文献记载，我国食蟹至少已有 2000 多年的历史了，《周礼》中就有将蟹制成蟹酱的记载。自古以来，文人墨客多有咏蟹的诗句、美文流传，读来朗朗上口。自称"臣是酒中仙"的李白，以三坛黄酒慢饮，以一对河蟹下酒，吃到美妙处，便吟诗赞美道："蟹螯即金

秋季篇

秋分

液，糟丘是蓬莱。且须饮美酒，乘月醉高台。"他那持蟹举觞的疏狂之态跃然纸上。清代戏剧家李笠翁一生爱食蟹，他在《笠翁一家言》中赞美说："蟹之鲜而肥，甘而腻，白似玉而黄似金，已造色香味三者之极，更无一物可以上也。"因此，每年螃蟹还未上市，他就把吃蟹的钱准备好另放了。可见蟹之美味，有口皆碑，浓浓诗意值得回味。

螃蟹不但肉美味香，营养价值也相当高，还有一定的药用价值。不过，蟹肉虽能治病，也能致病。有些人食用螃蟹后会发生腹痛腹泻、恶心呕吐等症状。这是怎么回事呢？究其原因主要是由于食用过程中不注意而引起了食物中毒。所以这秋天吃蟹，需要注意的事项还是挺多的。

首先，螃蟹宜现烧现吃，不要存放。因为存放的熟螃蟹极易被细菌侵入而污染。其次，螃蟹也不宜生食。这是因为螃蟹一般以动物尸体或腐殖质为食，因而蟹的体表、腮及胃肠道中布满了各类细菌和污泥。螃蟹往往带有肺吸虫的囊蚴和副溶血性弧菌，如不高温消毒，肺吸虫进入人体后可造成肺脏损伤。如果副溶血性弧菌大量侵入人体，会发生感染性中毒，表现肠道发炎、水肿及充血等症状。因此，食蟹要蒸熟煮透，一般开锅后再加热30分钟以上才能起到消毒作用。另外，蟹肉还容易和某些食物产生化学反应，催发毒素。

1. 不可与西红柿同食

螃蟹中含有五价的砷，本身对人体没什么损伤，但是在维生素C的作用下，就会变成三价的砷化物，就是俗称的砒霜。而西红柿中含有大量的维生素C，所以螃蟹与西红柿是不能同食的。

2. 不可与饮料同食

有些人吃螃蟹的时候总喜欢喝一些饮料。蟹腮中会带有一点细菌，喝酒饮醋可以杀死它们，另外胃液也有一定的杀菌能力，但喝了饮料之后，会将胃液冲淡，杀菌效果就大打折扣了。自古以来，黄酒和螃蟹就是绝妙的搭配。螃蟹虽然鲜美，但是本性属寒，多食容易伤及肠胃，而黄酒有活血暖胃的功效，性温和，因此历来被认为是食蟹时去除寒气的最佳选择。而且蟹肉的鲜甜和黄酒的甘醇在口感上也极其和谐，几近完美。

3. 不可与梨同食

梨是凉性食物，与寒性的螃蟹一起吃会损伤脾胃，引起消化不良。除了梨，冰水、雪糕也都不能和螃蟹一起吃。螃蟹已经属于比较寒的食物了，如果再和其他寒的食物同吃会导致腹泻、肠胃紊乱。

4. 不可与羊肉同食

有些人可能觉得，既然螃蟹属阴，那么搭配上比较甘热的羊肉一起吃一定是合适的吧？错！因为寒性的螃蟹遇到温热的羊肉，会减少羊肉的温补作用，而且会对脾胃造成不好的作用。尤其是阳虚或脾虚的患者，同时吃这两种食物极易因此而引起脾胃功能失常，进而影响人体的元气。

5. 不可与柿子同食

切忌将螃蟹与柿子混吃。因为柿子中的鞣酸等成分会使螃蟹中的肉蛋白凝固，长时间地停留在肠道内，发酵腐败，引起呕吐、腹痛、腹泻等反应。

6. 不可与花生同食

我们平时吃的油，很多都是用花生榨取出来，这说明花生的含油量非常高。1枚花生的脂肪含量高达45%，所以如果把这么油腻腻的食物和比较寒的螃蟹一起吃，会导致不易消化，引起腹泻。

7. 不可与泥鳅同食

《本草纲目》记载："泥鳅甘平无毒,能暖中益气,治消渴饮水,阳事不起。"可见泥鳅是非常温补的,但是螃蟹是属阴性,比较寒。两种东西是功能完全相反的,属于相克的食物,如果一起吃反而对身体非常不利。

8. 不可与蜂蜜同食

蜂蜜也会和螃蟹产生反应。因为蜂蜜也属于温性的食物,当遇到寒性的螃蟹,如果两种食物配比不当就会产生毒素,出现肚子疼、呕吐、腹泻等等中毒症状。

9. 不可与茶水同食

吃蟹时和吃蟹后1小时内忌饮茶水。因为开水会冲淡胃酸,茶会使蟹的某些成分凝固,均不利于消化吸收,还可能引起腹痛、腹泻。

还有一点必须要注意的是,蟹肉虽鲜美不腻,也要注意不能食之过量。过多地食用蟹肉易造成消化不良。过敏体质的人,有气喘、哮喘和皮肤疾病的人,以及有过敏性肠道疾病的人不宜食用,以免带来过敏病症或加重病情。

燥气当头咳不停,食物镇咳最有效

秋天无论从时令特点还是气候变化所言,都离不开燥气这个"主旋律"。《素问·四气调神大论》中所说"天气以急,地气以阴"说的就是这个意思。从字面上理解,我们不难看出,"急"形象地说出了燥气的脾性,是一副风风火火不由你辩解的样子。气急而生的燥气,让那些湿润变得燥硬,不知不觉中,衣服、室内的空气都被抽干了水分，地也就跟着变得明亮而透彻。当然，人自然没有被放过，也不可能脱逃和回避。

按中医理论，秋天与人体肺脏相应，秋燥易伤肺，以致出现皮肤干裂、口干咽燥、咳嗽少痰等各种病症。在秋天防治咳嗽，要多喝水，饮食应清淡，少吃咸、辣等味道较重的食物，多吃润肺的瓜果和食物。例如，百合就是一种非常理想的解秋燥、滋润肺阴的佳品。百合质地肥厚，醇甜清香，甘美爽口，性平，味甘微苦，有润肺止咳、清心安神之功，对肺热干咳、痰中带血、肺弱气虚、肺结核咳血等症，都有良好的疗效。

通常情况下，人们都主张对症下药。实际上，有其症必有其因，相同的症状往往病因却不相同。所以，对病症更要对病因。从秋燥来看，因为燥从火，所以，对于燥的防治，我们不妨从水的角度予以考虑，而倡导以饮食调养来抵御燥气，则多可达到"燥则润之"的效果。具体说来，可以采取汤、粥等食疗方法。例如，将猪肺洗净切块，放入开水中煮5分钟，捞起冲洗干净。将切成块的2个雪梨去心和核，约200根白茅根切短。5克陈皮用水浸软，与猪肺、雪梨、白茅根一齐煲，用文火煲2小时即可。此汤具有清热润肺、化痰止咳、凉血、助消化的功效，可用于秋季身体燥热、流鼻血、咳嗽，或干咳无痰，或痰中带血、痰稠黄浓、喉痛、声音嘶哑、唇舌干燥、便秘等。

秋季空气干燥，缺乏水分，人的咽喉、鼻腔常有干燥之感，秋燥之邪很容易通过口鼻呼吸道或皮肤毛孔而侵犯入肺。因此，秋天的咳嗽，多以燥性咳嗽为主。

如同秋燥分为温燥和凉燥一样，秋天的燥咳，也有温燥与凉燥之分。温燥咳嗽是燥而偏热的类型，常见症状有干咳无痰，或者有

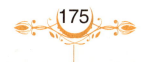

少量粘痰，甚至可见痰中见血，兼有咽喉肿痛，皮肤和口鼻干燥，口渴心烦，舌边尖红，苔薄黄而干。初发病时，还可有发热和轻微怕冷的感觉。治疗时以清热润燥为主。凉燥咳嗽是燥而偏寒的类型，病发时怕冷，发热很轻，头痛鼻塞，咽喉发痒或干痛、咳嗽、咳痰不爽、口干唇燥、舌苔薄白而干。治疗时除了润燥外，还应吃一些温性的食物。

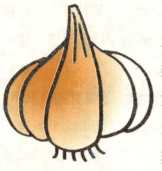

如果是寒燥引起的咳嗽，可用蒸大蒜水进行治疗。具体方法是：取大蒜7～10瓣（小儿用3～5瓣），拍碎，放入碗中，加入半碗水，放入1粒冰糖，在碗上加上盖子，放入锅中去蒸，大火烧开后改小火蒸15分钟即可。当碗里的蒜水不烫了，较温时喝下。大蒜可以不吃，一天2～3次，一次小半碗即可。

尽管大蒜一直是人们用于治疗疾病和保持健康的药物之一，但大多数人都只知道大蒜可杀菌，能治疗痢疾、肠炎一类的肠道疾病。而实际上，大蒜性温，入脾、胃、肺经，在治疗寒性咳嗽、肾虚咳嗽效果同样非常好，而且方便简单。如果患了因寒燥而引起的咳嗽，只要以喝大蒜水为主，并配合调理脾胃、补肾、补肺的温热食物一同食用，很快就能控制症状。

如果是温燥引起的咳嗽，可选用梨1个，洗净，靠柄部横断切开，挖去中间的核后放入冰糖2～3粒，敲碎成末的川贝10粒（小儿5～6粒），然后把梨上部拼对好，也可用牙签插紧放入碗中，上锅蒸30分钟左右即可。成人1次吃完，小儿分2次吃，有润肺、止咳、化痰的作用。

此外，秋梨膏也是秋天常被人们用来镇咳的一味食物。秋梨膏也叫雪梨膏，是以白梨（鸭梨、雪花梨）为主要原料，配以其他止咳、生津、润肺药物，如生地、葛根、萝卜、麦冬、藕节、姜汁、贝母、蜂蜜等中药加工熬制而成的膏剂。秋梨味酸甜、性寒凉，能生津、止渴、润肺、清心、利肠解毒。对热病伤津所致的烦渴、胸中热闷、肺燥干咯、大便秘燥等症有较好治疗作用。临床上常用秋梨与其他具有生津降火止咳、润肺的药物配伍，用以治疗因燥热伤津所引起的诸症。

又是一年中秋到，月饼会吃才健康

中秋节总是少不了各款应节美食，而月饼更是当仁不让的主角。每年到了中秋，不少人就会犯难。按照传统，中秋节是一定要吃月饼的，可传统的月饼实在是太油太甜太腻，在物质极大缺乏的年代，能够吃上一块月饼的确算得上是一件美事。可在动不动就被"三高"威胁的今天，人们在生活中越来越看重健康，这月饼嘛，美味自然不在话下，可高糖高油高脂的，就真是让人爱恨两难了。

月饼的原料虽为莲子、绿豆、芋头、杏仁等健康食品组成，但制成馅料后加入了大量的糖与油，已摇身变为高油、高糖、高脂肪的"三高"食品，多吃不但会使血糖、血脂增高，还不利于胃肠健康。有些人不注重养生，抱着来者不拒的态度，想怎么吃就怎么吃，就更容易给身体造成伤害了。那么，你知道都有哪些吃月饼的方式是不利于健康的吗？

1. 每天吃好几块月饼

爱吃月饼的人，特别是一些年轻人，喜欢吃蛋黄的和水果馅料的月饼，就把月饼作为正餐食物，一天吃上好几块。专家指出，每天食用月饼不宜超过1块，并且即使再爱吃月饼，也不宜以月饼代替正餐，因为月饼的糖分和总脂肪含量比米饭高出许多。1个人一天的糖分摄取量不宜超过10茶匙，而1块月饼的糖分高达14茶匙。此外，人体一天所摄取的总脂肪不宜超过13茶匙，1块月饼的总脂肪含量就高达6茶匙。因此，一天吃1块月饼已经超出人体一天所需的糖分和脂肪，再多吃无疑是不利于健康的。

2. 把月饼当早餐

还有些人喜欢储存些月饼，习惯把它当做早餐来吃。专家指出，其实这一习惯极不符合营养均衡的原则。一日三餐，要按照营养均衡的原则合理进食，食量分配一般为早餐占30%，午餐占40%，晚餐占30%。如果早餐只吃月饼，就会使人体摄入的油脂和糖分过高，但一整天需要的蛋白质却不够，长此以往会引起身体营养状况的改变。另外，月饼的原料品质和新鲜程度非常重要。低糖低脂的处理通常会降低产品的保存性能，缩短保质期，因而不能久存，应当尽快食用。如果自己1周内吃不完，应当考虑及早送给他人享用，这样既避免了资源浪费，也给他们带来了节日的喜悦。

3. 盲目追求代糖食品

现在，市面上随处可见专为糖尿病人设计的代糖月饼。这些月饼用甜味剂取代蔗糖，既能满足糖尿病人的味觉要求，又不会让血糖过高。对于很多想减肥的人来说，代糖月饼也成了他们的不二之选。对于这种现象，养生专家认为，健康人无需刻意选择代糖食物。

蔗糖是糖类的一种，从营养角度来说，糖是一种营养素，能为人体提供能量。但是，代糖不是营养素，而是添加剂。长期大量服用代糖，会加重肝、肾脏的负担，危害健康。例如最常用的甜味剂糖精，长期吃会导致膀胱癌。而对于糖尿病患者来说，也不是选择了无糖月饼就能够肆无忌惮地吃了，因为无糖月饼是靠甜味剂改善味道，但并不能说月饼中就没有了糖分。根据《月饼消费指导手册》提示，市场上销售的无糖月饼因为含有淀粉，本身就是多糖。包括水果、蔬菜馅的素食月饼，只要外皮含有淀粉，这些碳水化合物就可能转化为葡萄糖，从而导致血糖升高。所以同样是不适宜多食用的。另外，对许多糖尿病人来说，控脂比控糖更重要。无糖月饼仍然含大量油脂，并不适合糖尿病人食用。

秋分

中秋佳节，亲朋好友都会互送月饼表达美好的祝愿。月饼又是一年一度才有机会品尝的应节食品，不吃吧，实在是不甘心，也禁不住那美味的诱惑。吃吧，又担心不利健康。真是让人进退两难，不知如何取舍。事实上，只要掌握一些搭配原则，我们还是能高高兴兴地过一个健康的中秋。

首先要牢记的一点是，月饼并不是膳食的主体，而是一日膳食的一部分，也可以说就是一种点心，要与一天的饮食相平衡。现在大部分月饼油大、糖多、热量高，所以吃月饼后，一天的饮食应以清淡为主，不能太油腻。也就是说，如果晚上享用月饼，晚餐应当适当减量，并配合更多的清淡菜肴、蔬菜类食物和粗粮类粥食；如果早餐吃月饼，午餐和晚餐就要做到少油少糖。我们建议月饼最好在早餐食用，这样更容易平衡一天的营养和热量。不过，血糖高的人在早餐食用月饼时要注意不要与白粥搭配在一起，否则会使血糖

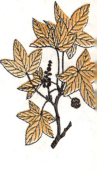

指数上升更快，可以选择一些无糖的豆浆、花果茶等。

其次，食用月饼要适量，作为茶点比较理想。正常成年人一天的食用量不应超过 1/2 块，咸蛋黄不应多于 1 个；糖尿病等患者和老年人等，食用量应减半，以一天不超过 1/4 块月饼为原则，蛋黄尽可能避免。因为仅 1 个蛋黄的胆固醇含量就高达 600～1500 毫克，所以还是敬而远之的好。

另外，食用月饼后，最好还能喝些茶水、柠檬汁，或者吃些蔬菜，这样搭配食用，才能达到平衡营养、合理膳食的目的。吃月饼时饮茶，既有助于消化、解油腻，还能增添品尝月饼时的乐趣和气氛。一般在吃甜月饼时，以配花茶为好，有香甜兼收之妙；在吃咸月饼时，以配绿茶为佳，有清香爽口之感。

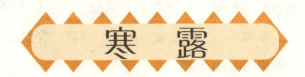

寒 露

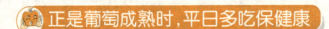

正是葡萄成熟时，平日多吃保健康

秋天来了，葡萄又开始在市场上活跃起来。葡萄汁多味美，酸甜可口，老少皆宜，深受人们喜爱。葡萄原产西亚，据说是汉朝张骞出使西域时由中亚经丝绸之路带回来的，在我国已有 2000 多年的历史了。葡萄不仅是我国的果中之珍，还名列世界四大水果之首。人在经历了一个夏天后，体内聚集了大量毒素，到了秋季，适当吃一些葡萄，有助于排除体内毒素、消除内热，对大脑也有很好的补益作用。

中医学认为，葡萄性平味甘酸，入脾、肺、肾三经，有补气血、益肝肾、生津液、强筋骨、止咳除烦、补益气血、通利小便的功效，可用于脾虚气弱、气短乏力、水肿、小便不利等病症的辅助治疗。我国历代药典对葡萄的利尿、清血的作用和对胃弱、痛风等病的功效均有论述。如《神农本草经》中就记载了："葡萄味甘平，主筋骨湿痹，益气，增力强志，令人肥健，耐饥，忍风寒。久食，轻身不老延年。"

现代营养学分析，每100克葡萄中含蛋白质0.4克，脂肪0.6克，碳水化合物8.2克，粗纤维2.6克，钙4.0毫克，磷7.0毫克，铁0.8毫克，并含有胡萝卜素、维生素B_1、维生素B_2、维生素C、维生素P、烟酸等，此外，还含有人体所需的十多种氨基酸及多量果酸。

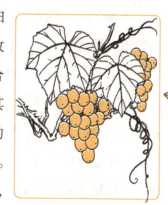

葡萄所含的微量元素硼可助更年期妇女维持血浆中的雌激素，有利于人体吸收钙质，预防骨质疏松。其所含的天然聚合苯酚能与病毒或细菌的蛋白质化合，使其失去传染疾病的能力。葡萄还含有丰富的鞣花酸，这是一种非常有效的抗癌化合物。葡萄中所含的类黄酮是一种强力抗氧化剂，可抗衰老，并可清除体内自由基。葡萄还富含维生素及矿物质等多种营养成分，糖分的含量尤其高，而且主要是葡萄糖，容易被人体直接吸收。所以当人体出现低血糖时，及时饮用葡萄汁，就能迅速缓解症状。

法国科学家研究发现，相比阿司匹林，葡萄阻止血栓形成的效果更好，同时还能降低人体血清胆固醇水平和血小板的凝聚力，对预防心脑血管病很有帮助。美国科研人员也发现，葡萄中还含有一种名为"白藜芦醇"的化合物，具有较强的抗癌作用，可以防止健康细胞癌变，同时阻止癌细胞扩散。器官移植手术患者饮葡萄汁，可以减少排异反应，促进身体早日康复。

葡萄不但具有广泛的药用价值，还可用于食疗。胃气虚弱、胃阴不足的老年人或患有慢性胃炎，胃口不好的人，每次饭前嚼食葡萄干6～9克，既能开胃口，又可补虚弱；胃虚呕吐的患者，取葡萄汁1小杯，加生姜汁少许，调匀喝下，有止吐的功效；声音嘶哑的患者，取葡萄汁与甘蔗汁各一杯混匀，慢慢咽下，每日数次，也有一定的辅助治疗作用。高血压患者，可取葡萄汁与芹菜汁各1杯混匀，用开水送服，每日2～3次，连服15日为1个疗程。

市场上的葡萄颜色各异，因品种不同，有白、青、红、褐、紫、黑等不同果色。中医养生专家指出，除了葡萄共有的营养以外，不同颜色的葡萄也各有其营养特点。

紫葡萄富含花青素，可以美容抗衰老；黑葡萄滋阴养肾，养发乌发的功效更为突出；红色的葡萄富含逆转酶，可软化血管，活血化淤，防止血栓形成，是心血管病人理想的食疗佳品，最好连皮一起吃；绿葡萄善清热解毒；白葡萄具有补肺气、润肺的功效，很适合咳嗽、患呼吸系统疾病的人食用。

葡萄除了鲜食，还可以做成葡萄干、酿造葡萄酒。葡萄干含糖、铁较多，更适合儿童、妇女、体弱贫血者作为补品食用，也常被用于制作各种蛋糕、点心，而且由于除去了水分，营养素含量更加丰富，甚至比葡萄还要高出几倍。

葡萄还可以经过发酵制成葡萄酒，全世界80%的葡萄都用于酿酒。白兰地就是用葡萄酿造的。

葡萄酒是一种低度饮料，含有十几种氨基酸和丰富的维生素B_{12}、维生素P，更具有味甘、性温、色美、善"醉"、易醒、滋补、养人等特点，经常少量饮用，有舒筋活血、开胃健脾、助消化、提神等功效。葡萄酒以色红者为优。每天酌量饮用，可减少冠心病的死亡。这是因为葡萄酒在增加血浆中高密度脂蛋白的同时，还能减少低密度脂蛋白的含量，保持动脉弹性，进而减少动脉硬化脆裂的可能。

寒露

俗话说："吃葡萄不吐葡萄皮"，从营养学的角度来看，这句话改为"吃葡萄不吐皮和籽"仿佛更为合适。葡萄皮中富含花青素和白藜芦醇。这2类物质都对人的身体有益，所以吃葡萄时最好整颗吃。要是实在觉得口感不好，可把葡萄连皮带籽榨成汁饮用。

话虽如此，但是，目前市场上食品安全问题堪忧，多数葡萄从开花、结果开始，平均7～10天就要喷施1遍杀菌剂。到了后期，为了防止葡萄炭疽病对果粒的侵害，更要专门针对果穗经常喷药。单纯的洗涤过程往往无法将这些化学药剂冲洗干净，所以，站在健康、安全的角度上，如果无法确定买来的葡萄为绿色食品，我们就只能忍痛割舍葡萄皮上的营养物质了。

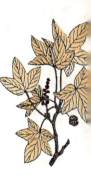

吃葡萄虽然好处多多，也不是人人都能随便吃的。葡萄性偏凉，所以胃寒的人1次不要吃太多。另外，由于葡萄含糖很高，所以糖尿病人吃的时候应特别注意，不能过量。孕妇在孕期要提防糖尿病，因此孕妇食用葡萄也应适量。食用葡萄后，应间隔4小时以上再吃水产品，以免葡萄中的鞣酸与水产品中的钙质反应，形成人体难以吸收的物质，影响健康。

寒露燥气旺，莫让秀发变枯草

许多人发现，在寒冷干燥的秋天，自己的头发也跟着"干渴难耐"起来，头发干枯毛躁，实在是太恼人了。正所谓"肺者，其华在毛，其充在皮，通于秋气"，肺脏机能的盛衰，从毛发的枯荣上就可以看出来。

秋气性燥，易伤肺气。肺主皮毛，肺气受损，则皮毛不健，易发生脱发之症，故秋季脱发相对增多。至于老年人和病人，毛发就更容易脱落了。从生理代谢的角度而言，脱发本是一种正常现象，尤其是在秋季。但如果每天频繁掉发，超过100根，就属于脱发病了。因此，如果人们感觉秋天头发明显比平时掉得多，就应该注意从各方面进行调理，以减轻脱发的程度。

造成头发干燥的原因很多，最根本的原因就在于头皮中。头发中水分的含量约占15%，如果低于10%，就会立刻呈现出种种干燥的现象，如静电、发丝飘落、发端分叉等。秋天较干燥，水分得不到及时补充，就易导致皮脂腺分泌减少，引起毛发干枯及脱落。所以在脱发本就相对增多的秋季，应格外注意头发的保养，否则就会使脱发加重。头部滋养的重点是发丝，而头部补水的重点则是头皮。头皮中的毛囊是头发新陈代谢的场所，也是头发生长发育的源头，发丝中的绝大部分水分都是由毛囊提供的，所以头皮的补水非常重要。

给头皮补水不见得要经常做头部护理，洗发方式的正确与否也很重要。

天天洗发一度被认为是滋润秀发的最好方式，其实，就像吃饭一样，吃撑了未必都能吸收进去。同理，给头发足够的时间来休息，才能让它更好地吸收营养和排出污物。秋天气候干燥，就该适当减少洗头的次数。虽然干燥也会造成头痒，但如果像夏天似的天天洗头，反而会加重干燥的程度，使脱发量更为显著。总的来说，洗头的次数可以根据个人的发质来定，干性头发证明皮脂分泌量少，洗发周期可略长，一般7~10天洗1次。油性头发证明皮脂分泌量多，洗发周期宜略短，可3~5天洗1次。中性头发说明皮脂分泌量适中，5~7天洗1次较为合适。

有些人认为，泡沫越多的洗发水清洁力越大，这种观点也是不正确的。适量的泡沫的确有助于清洁，并可减少洗头时的摩擦，过多的泡沫却反而容易使头发更加干涩。洗发用品的选择也应该视个人发质而定，干性发质就选择温和营养性的洗发水，油性发质则选择去污力略强的洗发水。同时，要注意选择对头皮和头发无刺激性的洗发水。洗头时可在水中滴几滴醋或放少许盐，对保护发质很有好处。

生活中我们需要注意哪些细节，才能让头发柔顺，在干燥的季节里同样光亮飘逸呢？

1. 糯米水洗头

据说，这是傣族民间专门用于保养头发的一个小窍门。淘米水中有很多从米上洗下来的小颗粒，而这些小颗粒能够吸附脏东西，所以特别能去污。同时，淘米水中又含有丰富的B族维生素，能够

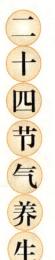

帮助头发中的色素细胞生成黑色素，也就是说，能够让头发变得越来越黑。把淘糯米的水存放一段时间后，用沉淀的部分同洗发水等混合在一起，再正常冲洗头发，就可以达到很好的洗发效果。如果不习惯用糯米，也可以使用大米的淘米水，同样能起到很好的作用。不过有一点一定要注意，淘米水必须是要经过发酵的，要让淘米水放置几天的时间，让它发酵变酸，因为这样淘米水的性质就成弱酸性了，弱酸性是能够保护头发的。

2. 用啤酒涂搓头发

这种方法不仅可以保护头发，而且还能促进头发的生长。啤酒中有效的营养成分对防止头发干枯脱落有良好的治疗效果，还可以使头发光亮。在使用时，先将头发洗净、擦干，再将适量啤酒均匀地抹在头发上，做一些手部按摩，使啤酒渗透头发根部。15分钟后用清水洗净头发，再用梳子梳顺头发即可。每天2次，3天为1个疗程，坚持2~3个疗程后，头皮屑也会明显减少。

3. 补充足够的营养

头发不柔顺，干枯而没有光泽，主要原因就是缺少营养，如维生素。自然的，想拥有一头柔顺的秀发，补充营养是必不可少的。作为简单又非常有效的办法，以饮食护发的理念已日渐深入人心，成为人们护发的首选方式。究竟吃什么才能让头发柔顺呢？

①豆类。豆类因其丰富的蛋白质含量一直深受人们的欢迎，但是其养发护发的功效却鲜为人知。经常吃豆腐等豆制品不但能起到增加头发的光泽、弹力等作用，还能防止分叉或断裂。而对于30岁左右的女性来说，多吃豆制品、多喝豆浆不但能促进脑神经细胞的新陈代谢，还可预防白发的生成。

②海藻。海藻可谓是生长于海中的豆类,不仅和豆类一样含有丰富的蛋白质,还富含人体所需的多种维生素,如维生素C、维生素E和各种B族维生素等。头发的光泽度很大程度上取决于体内甲状腺素的作用。但是,人一过了30岁,体内甲状腺素的分泌能力就有所下降。而海藻类食物中碘的含量极为丰富,这种元素是人体合成甲状腺素的主要原料。因此,常吃海藻类食物,对头发的生长、滋润、乌亮都具有显著功效。

③水果和蔬菜。缺乏维生素也容易造成头发没有光泽。如维生素B具有促进头发生长,使头发呈现自然光泽的功效,而维生素C可以活化微血管壁,使头发能够顺利地吸收血液中的营养。所以,平常多食用富含维生素的蔬菜和水果,如菠菜、韭菜、芹菜、芒果、香蕉等,不但能美化皮肤,对帮助头发恢复健康亮泽也能起到事半功倍的作用。

④平时还可多吃一些有养血补肾效果的食品,如花生、核桃、黑芝麻、黑木耳等。这些食物中都含有丰富的蛋白质及头发生长和健美所需要的微量元素。尤其是花生,生发、乌发效果极佳,建议每天吃生花生20~50克,吃时要连着红衣一起吃,它能使头发更加乌黑亮丽。此外,肉类、蛋类、鱼类等也要适量摄取。

(4)梳头的梳子最好选用木梳或牛角梳。这种梳子不仅不易产生静电,还能更好地促进头部的血液循环。

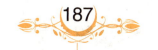

每晚泡泡脚,轻松养肾胜吃药

医学典籍记载:"人之有脚,犹似树之有根,人老脚先衰。"早

二十四节气养生保健说明书

在几千年前，我国人民就很重视对双足的锻炼和保养，并探索出了利用泡脚来防病治病的养生方法。民间素有"春天洗脚，升阳固脱；夏天洗脚，湿邪乃除；秋天洗脚，肺腑润育；冬天烫脚，丹田暖和"的说法。用温水泡洗双脚，不仅能去污垢，御寒保暖，还可强身健体，防病治病。

中医学认为，脚底是各经络起止、汇聚的地方。脚底分布着60多个穴位和与人体内脏、器官相连接的反射区，分别对应于人体五脏六腑，所以泡脚可以起到舒经活络，改善血液循环，促进代谢，刺激足部穴位的作用。

足部的穴位都对应着人体的各个脏器，而肾也有穴位在足部上，所以刺激这些穴位就能够起到护肾的作用。人体的肾脏在某些时间段内会出现短时间的衰弱现象，如果能够在这些时间段内通过泡脚来促进血液循环，同样可以达到养肾的目的。

绝大部分人都知道泡脚有好处，但很多人不知道，在不同的时间段泡脚，起到的作用也是有区别的。如果想护肾补肾养肾，选择在晚上9点左右泡脚，效果最好。为什么呢？之所以选择这个时间段，是因为此时肾经气血比较衰弱，此时泡脚，身体热量增加后，体内血管就会扩张，有利于活血，从而促进体内血液循环。同时，白天紧张了一天的神经，以及劳累了一天的肾脏，也都可以通过泡脚在这个时候得到彻底的放松和充分的调节，人也会因此感到舒适。

在热水泡脚的同时，如果能在热水中加入一些合适的补肾中药，譬如菟丝子、芡实、小茴香等，养身效果更会事半功倍。我们都知道，皮肤是人体的器官之一，有屏障和吸收、分泌与排泄、体温调节、感觉、呼吸等作用。皮肤本身就能够吸收药物，如借助热水，则更利于药效的发挥，养肾效果会更好。

此外，用盐水泡脚也能起到补肾、抗衰老的作用，因为脚是人体距离心脏最远的地方，血液供应非常少，而使用盐水泡脚，就可以让盐水的有效成分进入肾和心脏，并且促进血液循环，达到补肾、抗衰老的目的。同时，用盐水泡脚还有杀菌、治脚气的功效。

泡脚缓解肾虚时，还可以配合按摩涌泉穴。涌泉穴是肾经第一大穴，是生命之穴。可以说，补肾必补涌泉。在泡脚水中放入几颗大个的、光滑的鹅卵石（最好是升温慢的石头），煮热后放入盆中，泡脚时来回搓动，按摩涌泉穴即可。养生专家指出，泡脚后不宜再进行其他活动，隔数分钟即入睡，补肾效果更佳。

怎么样才算是泡好脚了呢？很简单，当你泡到感觉后背有点潮，或者额头出汗了，就算是泡好了。这里需要提醒一点，我们所说的额头出汗可不等于汗流浃背。因为汗为心之液，出汗太多是会伤心的。所以只要微微出汗就可以了，就证明你的经络已经上下贯通了。

泡脚虽然好处不少，但也不是任何人、任何时候泡都适合。

（1）泡脚时，水温不能太热。这是因为水温太高，双脚的血管容易过度扩张，人体内血液更多地流向下肢，容易引起心、脑、肾脏等重要器官供血不足。另一方面，水温太高，容易破坏足部皮肤表面的皮脂膜，使角质层干燥甚至皲裂。处于发育期的儿童以及心脑血管疾病、糖尿病患者尤其不宜用过热的水泡脚。以40℃左右为宜，时间也不宜过长，半小时左右即可。泡到微微出汗是最好的。

（2）泡脚时间不宜过长，以15～30分钟为宜。这是因为在泡脚过程中，由于人体血液循环加快，心率也比平时快，所以时间过长易增加心脏负担。老年人泡脚尤其不宜过久，于每日临睡前泡20分钟即可，泡得太久，容易引发出汗、心慌等症状。

（3）太饱太饿时都不宜泡脚。在过饱、过饥或进食状态下泡脚，会加快全身血液循环，容易出现头晕不适的情况。饭后半小时内也不宜泡脚，以免影响胃部血液的供给。

（4）严重心脏病、低血压病人不宜泡脚。用热水泡脚，会导致人体血管扩张，全身血液会由重要脏器流向体表，这将导致心脏、大脑等重要器官缺血缺氧，对于有心脏病、低血压的人群来说，就意味着会增加他们发病的危险。

（5）糖尿病患者需格外留意水温。糖尿病患者应特别留意水温的高低，因为这类患者末梢神经不能正常感知外界温度，即使水温很高，他们也感觉不到，容易被烫伤，从而引发严重的后果。

（6）脚气患者要小心感染。患有脚气的人，病情严重到起疱时，就不宜用热水泡脚，因为这样很容易造成伤口感染。足部有炎症、外伤或皮肤烫伤者也不宜泡脚。

天凉好个秋，警惕健康杀手

近年来，心脑血管疾病患者的数量呈逐年上升态势。卫生部研究显示，目前我国有2.3亿人患有心脑血管疾病，每年因心脑血管疾病导致死亡的人数近300万，每小时就有近350人，也就是说大约每10秒就有1个人因心脑血管疾病而死亡，超过全国总死亡人数的40%。如今，心脑血管疾病因其发病率高、致残率高和死亡率高已成为对我国中老年人危害最大的疾病之一。入秋之后，天气骤寒，心脑血管疾病的高发期也随之而来。据统计，每年10月到次年2月的秋冬季节都是心脑血管疾病的高发期。

为何心脑血管疾病一到了秋冬季节就开始频频逞凶？究其根本，主要有3方面原因：第一，秋冬季节，天气寒冷，血管收缩变细，容易引起心脑供血不足。第二，秋冬季节天气干燥，呼吸会消耗大量水分，加上日常补水不足，导致血液黏稠度过高，进而使血液流通不畅，可能致使血管堵塞。第三，秋冬季节，室内外温差较大，血管的剧烈收缩易使得血管壁上附着的斑块脱落。斑块随血液流到狭窄的地方就容易堵塞血管。

从以上内容来看，秋冬季节心脑血管疾病的确容易发作，但并非不能防患。在日常生活中，人们若能在衣食住行方面多加注意，就有助于度过这个高危期。专家提醒，依据季节变化，适当改变生活方式，不仅可以防治心脑血管疾病，更可以强身。

以下介绍几种改变生活方式的方法：

（1）深秋时节，天气日渐寒冷，冠心病患者必须警惕寒冷的侵袭。由于天气寒冷，容易诱发心肌缺血、缺氧而导致心绞痛甚至心肌梗塞等病症。因此，对于冠心病患者来说，防寒保暖是此时的第一要务。冠心病患者一定要适时增添衣物。衣服鞋帽等要求柔软而保暖，切不可为了美观而薄衣御寒。同时，换衣、洗澡时也应注意避免室内的温度过低。

（2）秋冬季要适时、适度晨练。研究显示，寒冷季节，每天早上的6～12点是心脑血管疾病的高发时段，早晨突然的大量运动，会造成神经兴奋性突然增高，极易诱发心脑血管疾病。因而建议不要太早进行晨练，运动量也不宜过大。最好能选择在下午进行散步、慢跑等相对平缓的运动。

（3）除了适时添加衣物保暖外，对于冠心病患者来说，手部保暖同样不可忽视，因为即使衣物穿得很暖和，如果手部受到寒冷刺激，仍可能引起血管收缩及心跳过慢，使血压、心率等发生变化。因此冠心病患者在寒冷的天气外出时，应戴上手套。在选择手套时，建议尽量选择轻软的皮毛、棉绒、绒线制品，同时手套大小一定要适宜，以免太大达不到保暖要求，太小使手部血液循环受阻，反而引起不适。

（4）秋冬季更要注意合理安排膳食。心脑血管疾病患者要多食鱼、肉以及芝麻、山药等富含精氨酸的食物，因为精氨酸有助于调节血管张力及合成抑制血小板聚集的血管舒张因子——一氧化氮，减少血管损伤，尽量避免食用高脂肪、高胆固醇的食物（如肥肉、动物内脏等），多食一些水果、蔬菜等富含膳食纤维的食物。

（5）日常生活要注意低盐饮食。长期摄盐过多会加大血管的脆性，从而使得心脑血管发生意外的可能大大增加。

（6）日常生活中心态要平和。情绪过激、心态失衡是心脑血管疾病患者的大忌。因此，日常生活中，患者要足够大度，对一切琐事要放宽心胸，不要过于斤斤计较，避免情绪起伏太大。

（7）平日要保持充足的睡眠。每天至少保证6小时以上的睡眠时间，才能让自己身体各部分的功能得以完成和修复，尤其是神经系统。

（8）冠心病患者还应避免用冷水洗脸，以免因冷水的突然刺激而诱发心绞痛。在洗衣、洗菜时，应尽量用温水，而不要把手长时间泡在冷水里。

霜 降

秋季篇

霜降

寒邪来犯，避寒要防寒包火

"春捂秋冻，不生杂病"。的确，秋天气候开始转凉时，衣服不要穿得太多，捂得太严，对于提高机体抗寒能力是有一定帮助的。但是进入深秋之后，秋冻就要格外小心了。

特别是秋冬交接之时，应随时终止秋冻的行为。因为秋冬之交时，人体阳气渐收，自然界生机闭藏潜伏，天寒地冻。所谓"一场秋雨一场寒"，这时常有强冷空气侵袭，气温骤降更是常有的事。若不注意防护，身体很快就会发生一些不良反应。所以此时再一味强求秋冻，不但不利于养生，往往还会适得其反。

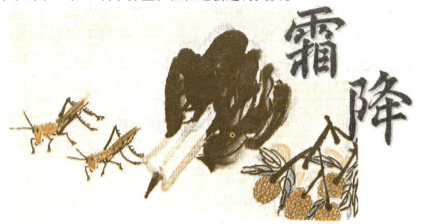

所谓"寒包火",大多因身体本来有热,又感受寒邪发生,症状呈现寒热并见。寒气通过口、鼻、肌肤侵犯人体,稍不小心就会出现头痛、无汗、鼻塞、流涕、周身酸痛等感冒症状。由于寒邪束缚了体表,体内原本蓄积的火热不能向体外宣散,就如同被体表的寒邪"包裹"起来,积在体内而呈现身体高烧不退的现象。这种内有蕴热、外受寒邪所引起的外感病,中医形象地称之为"寒包火"。

"寒包火"的发病特点是突然发病,表现为恶寒,发热,部分患者可有高热、头痛、周身关节肌肉酸痛,咽部干痛,咳嗽少痰,舌红苔黄等症状。这种感冒不属于流行性感冒,但也会在公共环境中相互传染。

很多感冒患者在出现发烧症状时,总是习惯性地按常规疗法服用退烧药。实际上,盲目服用退烧药,属于不治本先治标的方法,服药后患者本就容易出汗,再一见风,反而会造成病情恶性循环。还有人用辛凉解表药来治疗,这在中医看来更是不妥,拿凉药治热病,会造成寒气更重,治疗更麻烦。

用对付风寒或者风热感冒的药物治疗寒包火型感冒,非但无效,有时还会加重病情。而我们常用的西药,多为中枢调节、解热镇痛的药物,此类药物也属于散寒解表的感冒药,往往是服药后退烧了,但几小时后体温又升了起来。正确的做法是以疏风散寒、清热化痰的药物为主。

寒包火患者平时要多喝水、多休息,注意避风避寒。饮食上以清淡为主,多吃蔬菜水果,忌食辛辣、油腻、油炸类助湿生痰的食品。多喝一些豆浆、豆粥、米粥,对于保护胃气、增强人体正气大有益处。

此外，日常饮用的茶水对这场突如其来的感冒也有神奇疗效。萝卜具有顺气之功效、姜具有温经散寒的作用，而橘子皮可以健脾和胃、芳香化气，将三者放在一起煮水后饮用，不但能有助于药物更好地发挥疗效，还能起到预防感冒的作用。

对付"寒包火"，北京同仁堂的防风通圣丸非常有效。该药正是解表通里、清热解毒的良药，适用于外寒内热，表里俱实，恶寒壮热，头痛咽干，小便短赤，大便秘结，风疹湿疮等症。方中的麻黄、荆芥穗、防风、薄荷疏风解表，可使外邪从汗而解；石膏、黄芩、连翘、桔梗清热泻火解毒，可散肺胃之热；大黄、芒硝泻热通便，滑石、栀子清热利湿，可使里热从二便分消；当归、白芍、川芎养血和血；白术健脾燥湿；甘草益气和中，调和诸药，为使药。诸药合用，汗下清利四法俱备。又配伍益气养血等护卫正气之药，使汗不伤正，下不伤里，共奏解表通里，清热解毒之功。

患者也可以在家自制感冒合剂。取炙麻黄5克，杏仁10克，生石膏30克（先煎），甘草5克，柴胡10克，黄芩10克，薄荷10克（后下），银花15克，苏叶10克，草河车10克，羌活10克，板蓝根15克。水煎服，每天1剂，连服3剂。

方中的麻黄辛温升散之性较强，能开泄腠理、透发毛窍，以外散侵袭肌表的风寒邪气。在发散风寒药中，其发汗作用最强，为重要的发汗解表药，宜用于风寒外郁、腠理闭密无汗的外感风寒表实证。又因其兼有平喘的功效，对风寒表实而又喘逆咳嗽者，尤为适宜。柴胡味苦性微寒，归肝、胆经，善疏散退热，舒肝，升阳，常用于感冒发热、寒热往来、疟疾、胸胁胀痛、月经不调、子宫脱垂、脱肛。黄芩味苦性寒，入心、肺、胆、大肠经。泻实火，除湿热，

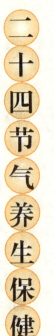

止血，安胎。治壮热烦渴、肺热咳嗽、湿热泻痢、黄疸、热淋、吐、衄、崩、漏、目赤肿痛、胎动不安、痈肿疔疮。草河车味苦涩性微寒，清热解毒，消肿止血。用于热毒蕴结、痰火上炎的咽喉部肿瘤或鼻咽癌淋巴结转移，症见咽喉红肿疼痛、梗阻不适、痰浊粘腻、颈淋巴结肿大等。羌活味辛苦性温，入膀胱、肾经。祛风解表，祛风湿，止痛，发散风寒，祛风止痛，用于感冒风寒，兼有头痛、身痛。退热功效很好，而且一般在热退后无再度发热现象。但用量过多，易致呕吐，故使用时必须掌握适当剂量。

当然，这个只是感冒合剂的基本配方。如果您得了寒包火型感冒，最好还是让医生根据您的具体情况在此基础上进行加减，疗效可能更好。另外，这个感冒合剂的方子主要是针对我国北方冬季气候特点和感冒特点的，对于生活在其他地区的患者，要用这个方子的时候最好先咨询医生的意见。患有慢性病，比如高血压、糖尿病的患者，用这个方子前，更要咨询医生。

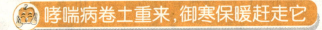

哮喘病卷土重来，御寒保暖赶走它

深秋季节，秋风不仅吹黄了树叶，也带来了恼人的问题——哮喘。霜降之时，自然界阳气衰减，人体肺气较弱，肾阳渐衰，抵抗力相对减弱，一旦受到空气中的寒冷刺激，哮喘病患者便呼呼地拉起了"风箱"。

不要认为拉风箱没什么大碍，只是让旁边的人退避三舍、敬而远之而已。实际上，哮喘的危害远比大家想象的要大得多。著名歌手邓丽君、"亚洲第一飞人"柯受良，都是因为哮喘病发作而早早离开人世的。在当今世界范围内，每年因哮喘而死亡的人数约有18万，已成为仅次于癌症的第2大致死和致残疾病，这个数据着实让人震惊。

哮喘最初得病是由于受到风寒或风热之邪引起的，加之治疗不当造成寒邪残留体内，这也就是哮喘的病根。秋冬季节气温骤降，中医称之为自然界阳气衰减。此时人体肺气较弱、肾阳渐衰，人体抵抗力相对减弱，空气中的寒气稍加刺激，哮喘便会发作。

既然哮喘与风寒有关，那么要防治哮喘，首先就应注意防寒保暖。这里也是有讲究的。对于哮喘患者来说，衣着过多过厚，则腠理开泄，阳气不得潜藏，寒邪易于侵入。而衣着过少过薄，既易感冒又耗阳气。恰当的做法是随气温变化而适时更衣。衣服既要保暖性能好，又要柔软宽松，建议选用轻便、柔软、蓬松、保暖性强的材料，如羊毛、丝绵、羽绒、新棉花等。

哮喘患者防寒保暖的重点部位在背部，因为肩背部有一个风门穴，是风出入胸腔的门户。这个穴位属足太阳膀胱经，位于背部，当第2胸椎棘突下，旁开1.5寸，刚好对应我们的两扇肺叶，所以对肺的影响非常大。因此作为哮喘患者，一定不要让这个部位受寒，除不要穿露背的衣服外，平时也要适当按摩，把这个门关好。按摩的时间以不超过10分钟为准。按摩方法选择掌推、点按、拍打均可。

众所周知，感染和哮喘关系密切，互为因果。临床上，90%的哮喘是因为感冒引起的。感冒常常诱发哮喘，而哮喘的发作必然继发感染，从而造成哮喘的反复发作。所以想要预防哮喘的发作，就要尽量避免感冒。患有哮喘的人如果在日常生活中看到了咳嗽或者打喷嚏的人，最好离他们远远的，尤其是经常坐公车或地铁等公共交通工具的人，最好戴上口罩，以免受到细菌、病毒的侵袭。

当然，寒凉食物也贪食不得。有些人吃了根雪糕，喝了点凉茶，哮喘转瞬间就发作了，就是"形寒饮冷伤肺"的真实写照。所以，哮喘患者要少吃冰水、冰棍、冰淇淋、冰可乐、冰啤酒等寒性食物。

金秋时节，正是外出旅游的好时光，但秋冬季是过敏性疾病好发的季节，我国大部分地区由于有空气污染、风沙、人口密集，导致接触过敏原的机会增多，使得过敏性哮喘逐年增加。

尽量避免过敏原、尤其是已知过敏原的刺激，无疑也是防治哮喘最基本和最重要的措施。我们知道，生活中许多过敏原和哮喘的发生有关。例如室内的积尘、潮湿而温暖的环境以及有害物质的刺激等，似乎都是诱发哮喘潜在的因素。不同患者有不同的致敏因素，常见的有灰尘、花粉、霉菌及尘螨等。有些食物，如鱼、虾、蟹以及海产品等也是致敏原。另外，药物也是不可忽视的致敏物质。所以患者在深秋时节一定要注意避免与致敏物质接触。

饮食方面，宜选择清淡、易消化且富含维生素的食材，不宜喝酒和吃得过咸，以免增强支气管反应，诱发哮喘。医学上已确认，有许多食物可引起哮喘发作。一般海鲜如鱼、虾、蟹等均易引起过敏发喘，哮喘患者应避免食用。荸荠、白萝卜、胡桃肉、红枣、芡实、莲子、山药等具有健脾化痰、益肾养肺之功的食物，对防止哮喘发作有一定作用，哮喘患者可多吃一些。

值得一提的是，梨是公认的润肺止咳的好东西，秋天又是梨大量收获的季节，所以许多患者以为秋天多吃梨对哮喘肯定有好处。实际上，这种想法是不完全准确的。许多人一定没想到，润肺的梨也能成为致喘物。为什么呢?这主要因为哮喘分寒性哮喘和热性哮喘。寒性哮喘患者,本身不宜多食偏凉的食物,如生梨、菠菜、毛笋等,而应进食性温的食物如羊肉、姜、桂等。而热性哮喘正好相反,因此适合用梨"润肺止咳"。此外,哮喘发作时,应少吃胀气及难以消化的食物,如豆类、马铃薯、地瓜等哮喘偏方,避免腹胀压迫胸腔而加重呼吸困难。

胃病高发期,散寒暖胃是关键

霜降是秋天的最后一个节气。中医认为,此时节脾脏功能处于旺盛时期,而由于脾胃功能过于旺盛,易导致胃病的发生。所以此节气也是慢性胃炎和胃、十二指肠溃疡病复发的高峰期。

霜降以后,天气就一天天见凉了。祖国医学认为,胃肠道对寒冷的刺激非常敏感。受到寒冷的刺激,人体的植物神经功能就会发生紊乱,胃肠蠕动的正常规律也会被扰乱。而秋季人体新陈代谢增强,耗热量随之增多,胃液及各种消化液分泌增多,食欲改善,食量增加,必然会加重胃肠功能负担,影响已有溃疡的修复。另外,深秋外出,气温很低,难免吸入一些冷空气,引起胃肠粘膜血管收缩,致使胃肠粘膜缺血缺氧,营养供应减少,破坏胃肠粘膜的防御屏障,对溃疡的修复不利,还可导致新溃疡的出现。

所以,此时如果防护不当,不注意起居生活规律,就会引发胃肠道疾病而出现反酸、腹胀、腹泻、腹痛等症,或使原来的胃病加重。可见,秋季防胃肠疾病,首先就要注意保暖和锻炼抗旱能力。

进入深秋,要特别注意胃部的保暖,尤其是那些身体比较瘦的

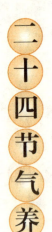

人，胃部的保暖就更重要了。因为身体较瘦的人通常胃壁较薄，在气温变化的情况下更容易产生痉挛，轻者导致胃痛和消化不良，重者甚至可能产生呕吐和腹泻等情况。因此，此时千万不能为了追求时髦而穿得太少，以免造成胃肠和身体"双重受损"。俗话说"一场秋雨一场寒，十场秋雨要加棉"。要随气候的变化适时增加衣服，不可盲目脱衣，以防腹部着凉而引发腹痛或加重旧病。

夜间睡觉时要盖好被子，以防腹部着凉。此时正是寒暖交替、冷热交锋之际，如果晚上睡觉露出肚子，极易使寒邪从肚脐进入人体。前面我们也提到过了，脐部无脂肪组织，皮肤、筋膜与腹膜直接相连，且表皮角质层比较薄嫩，故肚脐的屏障功能差，为腹壁薄弱处之一。当寒邪自肚脐侵入人体后，人体受到冷空气刺激，血液中的化学成分组氨酸增多，胃酸分泌大量增加，胃肠发生痉挛性收缩，抵抗力和适应性便会随之降低。

另外，还要注意饮食规律。入秋以后，人们食欲增加，大部分人喜欢吃热食，如火锅等，再加上瓜果大量上市，有的人更不可自拔地暴饮暴食。冷热刺激，会使胃肠负担加重，功能紊乱，从而加重对胃黏膜的刺激，使病情加重，有时还会引起消化道出血。特别是以烧酒御寒者，更是火上浇油。因此，秋季养胃，还要从饮食调养入手。宜选择较精细、易消化、富有营养、温软、清淡的食物，做到定时定量，少吃多餐，避免过冷、过烫、过硬、过辣、过粘、过油腻的食物，暴饮暴食更是万万不能的。

对付霜降时节高发的胃痛症状，温胃散寒是最有效的办法。这时如能有意识地选择一些暖胃食物，如南瓜、胡萝卜、甘蓝、红薯等，便可以达到养胃暖胃的目的。下面再给大家推荐一种温

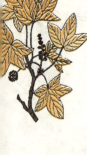

胃散寒的食物——花生。

花生有"长生果"之称，是全世界公认的健康食物，在中国被认为是"十大长寿食物"之一。花生在治疗胃病上的作用，历代医书多有记载。《本草纲目》载："花生悦脾和胃润肺化痰、滋养补气、清咽止痒。"《药性考》说："食用花生养胃醒脾，滑肠润燥。"《本草纲目拾遗》则认为：花生有"悦脾和胃，滋养调气，润肺化痰"的功效。所以说，在霜降这个胃病高发的季节食用花生，是非常明智的选择。

有胃病的人都知道，当胃不舒服的时候，如果食用"硬"菜，像大鱼大肉之类的，就会明显感觉到不舒服。这个时候，我们最好采取"软兵"政策，多吃点粥、牛奶、面条等容易消化的食物。

芡实具有"补而不峻"、"防燥不腻"的特点，符合深秋补脾胃的进补特点。芡实的吃法很简单，既可炒着吃又可煮粥吃。炒着吃最多的就是虾仁炒芡实。煮着吃最简单，将芡实煮熟，去壳，研粉，晒干备用。每次取芡实粉30～50克，粳米50～100克，如常法同煮成稀粥。如能再配合些山药粉或莲子粉各50克同煮，养生效果更好。明代李时珍《本草纲目》称："芡实粉粥固精气，明耳目。"《本草纲目》又称："糯米合芡实作粥食，益精强志，聪耳明目，通五脏，好颜色。"所以，深秋吃芡实，既能调理脾胃功能，又能满足冬季贮存体能，积蓄能量的需要。不过，由于芡实有较强的收涩作用，所以便秘、尿赤者及妇女产后皆不宜食。

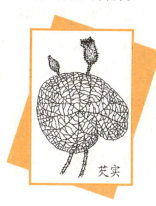

芡实

二十四节气养生保健说明书

补肾益气强筋骨，常吃栗子好处多

俗话说："八月的梨子，九月的楂，十月的板栗笑哈哈。"秋季，栗子又开始大量上市了，不仅可以生吃，还可以做成糕点、菜肴。很多人都喜欢在这寒意渐浓的秋季买一包热乎乎的糖炒栗子吃。

板栗，俗称栗子，是我国的特产，素有"干果之王"的美誉，在国外，它还被称为"人参果"。栗子的营养成分十分丰富，人们恐怕很难想到，鲜板栗所含的维生素C比公认含维生素C丰富的西红柿还要多，更是苹果的10多倍！栗子所含的矿物质也很全面，有钾、镁、铁、锌、锰等，虽然达不到榛子、瓜子那么高的含量，但仍然比苹果、梨等普通水果高得多。栗子中钾的含量更为突出，比号称富含钾的苹果还高4倍。

栗子不仅仅是美食佳品，也可作药治病。霜降后，气候转凉，人体的气血开始收敛，这段时间食用栗子进补尤为适宜。《名医别录》说栗子"主益气，厚肠胃，补肾气。"《本草纲目》中记录了这样一个小故事：古代有个名叫周武的人，患腰腿无力症，行走困难，百药无效。有一次，他的朋友陪他到栗树下游玩，他因好奇便尝了一个栗子，谁知越吃越甜美，最后饱餐一顿。几天之后，他的腰腿瘤疾竟霍然而愈，已能行走自如。这个小故事可能有些夸张，但栗子有壮腰健腿的功效，确是事实。

从药用方面来说，栗子还是一味补肾佳品，唐代医药学家孙思邈就认为栗子是"肾之果也，肾病宜食之。"他还在《千金方·食治》中介绍说："生食之，甚治腰脚不遂。"《食物本草》也介绍，对于小儿脚软无力，三四岁还不能行走的，可以采用每日生吃栗子的食疗方法。

宋代文学家苏东坡，晚年身患腰腿痛的毛病，也常常食栗来治疗。一位客人告诉他一种慢慢嚼食栗子的食疗方法：每天早晨和晚上，把新鲜的栗子放在口中细细咀嚼，直到满口白浆，然后再一次又一次地慢慢吞咽下去，就能收到更好的补益治病的效果，苏东坡有感于此，特赋诗吟咏："老去自添腰脚病，山翁服栗旧传方。客来为说晨兴晚，三咽徐收白玉浆。"

南宋诗人陆游，晚年齿根浮动，也常食用栗子。在他看来，栗子既可作为夜晚的充饥食品，又能治疗牙齿松动的毛病。他在诗中写道："齿根浮动叹吾衰，山栗炝燔疗夜饥。"

霜降

明代杰出的医药学家李时珍，也在《本草纲目》中说："栗气温，无毒，益气厚肠胃，令人耐饥。治肾虚，腰腿无力，疗筋骨断碎"。还说："栗可治肾虚，倘腰脚乏力，日食十余粒，并以猪腰煮粥助之，久必强健"。

栗子性味甘温，兼有健脾益气、清热解毒、止泻养胃、补肾强筋、活血止血、止咳化痰、延缓人体衰老的功效。特别适合脾胃虚寒引起的慢性腹泻者、肾虚所致的腰酸膝软、肢体不遂、小便频数者食用。霜降后食用栗子具有如下益处：

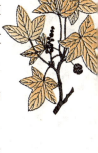

第一，栗子是碳水化合物含量较多的干果品种，能提供较多的热能，有利于机体抵御寒冷，并能帮助脂肪代谢，具有益气健脾，厚补胃肠的作用。第二，霜降后是感冒的多发季节。栗子不仅具有很好的益气作用，可提高人体的免疫力，而且栗子还富含丰富的维生素C，可提高人体对寒冷的适应能力，适量食用，可远离感冒的困扰。第三，秋季是心脑血管疾病的多发季节，栗子中含有丰富的不饱和脂肪酸、烟酸、维生素 B_1、维生素 B_2、胡萝卜素、钙等多种营养物质，特别适合高血压、冠心病等心脑血管疾病患者食用。

栗子的吃法多种多样，既可鲜食、煮食、糖炒、菜用，又可加工成各种食品。南方人喜欢用栗子做菜，板栗乌骨鸡、板栗红焖羊肉、栗子炒鸡块、栗子炖猪蹄等都是深受人们喜爱的菜品。北方的糖炒栗子，糯、香、甜，味美可口。把栗肉碾细，与糯米一起煮粥，清香味鲜，同时也是上等的药膳。栗子与粳米一起健运脾胃，增进食欲，又能补肾强筋骨，尤其适合老年人机能退化所致的胃纳不佳，腰膝酸软无力者服食。

许多人喜欢吃糖炒栗子，尤其钟爱炒开口的栗子。事实上，这样的挑选方法是错误的。我们在选择糖炒栗子时，最好不要选择开口的栗子，因为炒栗子时锅里的砂和糖在高温时会生成焦糖，时间长了会变成黑色，开口的栗子容易粘到这些有害健康的黑焦糖。

由于栗子所含的糖类不低，因此，在吃栗子进补的时候，要避免吃得太多，尤其是糖尿病患者，以免影响血糖的稳定。而且，栗子虽好，但吃多了也容易胀肚，反而引起消化不良。从养生的角度看，熟栗子一次吃7个，或者10个都可以，按照这样的吃法，一天吃2~3次。另外，最好是把栗子作为两餐之间的零食来吃，千万不要在饭后大量的吃，因为栗子含淀粉较多，饭后吃容易摄入过多的热量，不利于保持体重。食用过程中如果发现栗子已经变质，一定要全部扔掉，千万不要吃，以免中毒。吃栗子要细细嚼碎，至口感无渣成为浆液时，一点一点咽下去才能起到保健效果。

冬季篇

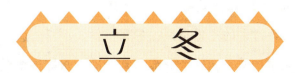

立冬

冬季篇

立冬

立冬养生，重在养藏补阳

"立冬"节气在每年的11月7日或8日，是二十四节气的第19个节气。我国古时民间习惯以立冬为冬季的开始。《月令七十二候集解》说："立，建始也"，又说："冬，终也，万物收藏也。"意思是说秋季作物全部收晒完毕，收藏入库，动物也已藏起来准备冬眠。所以，立冬不仅仅代表着冬天的来临，完整地说，还包含着万物收藏，归避寒冷的意思。

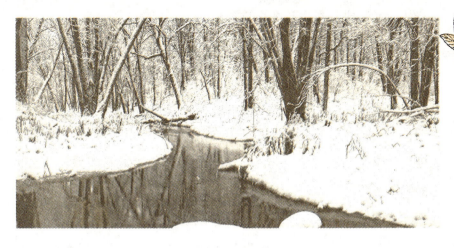

二十四节气养生保健说明书

《素问·四气调神大论》中说:"冬三月,此为闭藏。水冰地坼,无扰乎阳。早卧晚起,必待日光。使志若伏、若匿、若有私意、若已有得。去寒就温,无泄皮肤,使气亟夺。此冬气之应,养藏之道也。逆之则伤肾,春为痿厥,奉生者少。"

这段话翻译过来的意思是说,冬季一共3个月,这3个月是封闭、收藏和储藏的季节。这个季节非常寒冷,水冻得结成了冰,地也冻得裂开了缝,所以千万要保护好人身上的阳气。为了躲避寒气,要早睡觉晚起床,以等待温暖的阳光。要保藏自己的神志,如同埋伏、藏匿一样,如同保护自己的隐私、自己的所得一样。要远离寒冷,趋近温暖,不要让皮肤外泄而使阳气被寒气侵夺。这就是适应冬季天气与地气特点,来保养和储藏阳气的方法。如果违背它就会伤肾,到了春季的时候,人就会肢体无力、晕倒昏厥,无法为人体适应春季万物滋生的特点提供一个良好的身体状况。

《内经》认为,冬季养生的指导思想和要求是"封藏",地无分南北东西,人无分南方人、北方人,无论是在日常生活中,还是在进行体育锻炼或是在进行冬令进补时,为了保藏、储藏好自己身上的阳气(精气),都应从日常生活中的小事做起。几千年来,我国老百姓也都是如此在冬季进行养生的。

立冬虽然标志着冬季的开始,但严格说来,并不属于真正意义上的冬季。因为只有当连续5天日平均气温低于10℃时,才算是真正进入冬季了。中医学认为,这一节气是自然界万物闭藏的季节,人的阳气也要潜藏于内,以冬眠的状态,养精蓄锐,为来春生机勃发作准备。那么立冬后我们该注意些什么呢?

冬季养生应顺应自然界闭藏的规律,以敛阴护阳为根本。在精神调养上要做到控制情志活动,保持精神情绪的安宁,含而不露,避免烦扰,使体内阳气得以潜藏。在寒冷的冬季,不要因扰动阳气而破坏人体阴阳转换的生理机能。因此,早睡晚起,日出而作,保证充足的睡眠,有利于阳气潜藏,阴精蓄积。而衣着过少过薄、室温过低极易感冒又耗阳气。反之,衣着过多过厚,室温过高则腠理开泄,阳气不得潜藏,会使寒邪易于侵入。

中医认为:"寒为阴邪,常伤阳气",人体阳气好比天上的太阳,赐予自然界光明与温暖,失去它万物无法生存。同样,人体如果没有阳气,将失去新陈代谢的活力。所以,冬季养生的基本原则应该是以"藏热量"为主,饮食调养要遵循少食生冷,但

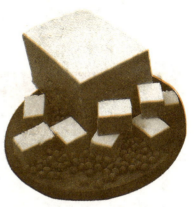

也不宜燥热,有的放矢地食用一些滋阴潜阳,热量较高的膳食为宜,同时也要多吃新鲜蔬菜以避免维生素的缺乏,如牛羊肉、乌鸡、鲫鱼,多饮豆浆、牛奶,多吃萝卜、青菜、豆腐、木耳等。切忌粘硬、生冷食物,因为此类食物属"阴",易使脾胃之阳气受损。同时,还要遵循"少食咸,多食苦"的原则。冬季为肾经旺盛之时,而肾主咸,心主苦,咸味吃多了,就会使本来就偏亢的肾水更亢,从而使心阳的力量减弱。所以,应多食些苦味的食物,以助心阳。

冬季养藏,还要着眼于"神藏"。意思是说,人们在冬季要保持精神安静,要想办法控制自己的精神活动,要把神藏于内,不要暴露于外。要使"神藏于内",首先要加强道德修养,少私寡欲。孔子提出"仁者寿","大德必得其寿",说明养德可以养气、养神。其

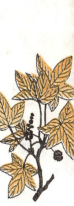

次，要能调摄不良情绪。人生活在世界上，总会遇到不称心的事，要学会调节情绪，遇事不怒，宠辱不惊。此外，亦可采取疏泄法，就是把积聚、抑郁在心中的不良情绪，通过适当的方式宣达、发泄出去，以尽快恢复心理平衡。《内经》说"恐伤肾"，即恐惧过度就会对肾脏造成损害。肾气受伤，身体就会很虚弱。因此，精神上要保持乐观、豁达，不要纠缠不愉快的事情，只有精神舒畅，气血才能正常运行。

冬吃萝卜夏吃姜，不用医生开药方

民间有个谚语，叫做"冬吃萝卜夏吃姜，不用医生开药方"，这个"冬吃萝卜"和"上床萝卜下床姜"是一个道理。萝卜性收敛，能坚固人体阳气，防止人体阳气外泄，和冬天的闭藏之气十分适应。

早在周代，我国人民就开始种植萝卜了，至今已有2000多年的历史。萝卜有冬萝卜、春萝卜、夏秋萝卜等，各地均有栽培，是广泛食用的四季常菜。中国人民自古就有"萝卜上市，郎中下乡"和"冬吃萝卜夏吃姜，不劳医生开药方"的民谚。其中就隐含地说明了萝卜的防病、治病功效。

萝卜有消食、降气之功，对气管炎和咳嗽有疗效，所含木质素和辛辣味成分有防癌的功效，且富含维生素。萝卜还能通便、抗菌、降胆固醇、防胆石形成，还可预防高血压和冠心病。萝卜中含萝卜酸，吃生萝卜丝加白糖可助戒烟。

任何事物都要调和好阴阳平衡的关系，才能使事物保持良好状态。阴盛阳衰或阳盛阴衰都会造成事物发生变化，直至发生转化。人在一年四季的变化中身体的状态也在变化，所以要随着季节的变化改变饮食方法。冬吃萝卜夏吃姜，就是利用了这两种食品的寒热性，配合了季节的寒热性，来进行阴阳调理，以真正做到热者寒之，寒者热之。冬天常食萝卜，到了春天就不易上火。萝卜清爽的口感，也能有效刺激冬天人们因吃得过于油腻而变得迟钝的味觉。

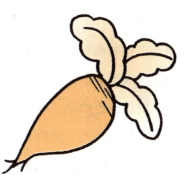

萝卜有通气作用，有助于人体排出毒素。所以，冬天在吃一些补养之品的时候，一定不要忘了加上点萝卜通气，防止这些温热之品的副作用。同时，也可以配食鳖、鸭、鹅、藕、木耳等护阴食品，使人体在饮食方面基本实现阴阳平衡。

《黄帝内经·四气调神大论》里详细讲解了春夏秋冬四季对应人体内阴阳气血的变化规律——"春生夏长秋收冬藏"，冬三月是"闭藏"的时节，万物凋零不再生长了，人体的气血也都藏到身体内部了。尤其是生活在北方的人都知道，过去的老百姓都有"猫冬"的习俗，冬天外面天寒地冻，再下上几场雪，老百姓无事可干，就都"猫"在热炕头上过寒冬了。但是"猫"久了会怎么样呢？对此，医圣张仲景在《伤寒论》中就给出了答案："十一月之时，阳气在里，胃中烦热"。11月就是我们常说的"冬至月"，我们都知道冬至这一天是夜最长昼最短的，所以古人说冬至是一年当中阴气最盛的时候，从这一天就开始进入数九严寒。此时身体外面阴气最盛，但身体内部反而是阳气最旺的时候，再加上大家冬天都容易进补，吃了过多温热补益的食物,所以易导致胃中烦热。中医认为,萝卜是凉性的,明代著名医家李时珍也在《本草纲目》里说萝卜有"下气、消谷和中、去邪热气"的功效,所以正好能解胃中烦热。

萝卜中含有的芥子油和大量粗纤维,都可以促进肠蠕动,防止便秘,减少大肠中毒素的自我排解,有利于预防大肠癌。萝卜中维生素A和维生素C都很丰富,加之含有糖化酵素,有利于致癌物质亚硝胺的分解。现代研究还发现,萝卜中含有丰富的木质素,这种木质素可明显抑制肿瘤生长,并能使巨噬细胞活性增加。冬天吃萝卜既能够调节机体功能平衡,更体现了中医"治未病"的智慧。

值得一提的是,有许多朋友喜欢把胡萝卜、白萝卜切成丝,然后调成红白相间、清脆爽口的凉菜,也有的朋友喜欢把胡萝卜、白萝卜切成块与牛腩或羊肉一起做汤喝,其实,这些做法是不科学的。

虽然胡萝卜、白萝卜对人体都有很多好处,但二者不可一起食用。为什么呢?这是由二者的不同特点决定的。研究表明,白萝卜之所以具有良好的助消化作用,是因为其含有芥子油及助消化作用的淀粉酶、木质素,其中木质素被胃肠道吸收后还可激发巨噬细胞的活力,提高机体的免疫力;白萝卜中还含有多种酶,能消除致癌物质,起到抗癌的目的;白萝卜中含有的干扰素诱生剂能刺激胃肠黏膜产生干扰素,起到抗病毒感染、抑制肿瘤细胞增生的作用。而上述酶类、木质素、干扰素诱生剂等均不耐热,在70℃的高温下便会被破坏。

可见,要想更好地发挥白萝卜助消化、抗癌的食疗功效最好是生吃。而胡萝卜则恰恰相反,胡萝卜中含有丰富的β-胡萝卜素,它在人体内可以转化为维生素A。维生素A有促进眼内感光色素生成的功效，并能预防夜盲症，加强眼睛的辨色能力，还能改善眼睛疲劳和眼睛干涩的问题。但胡萝卜在生吃时，70%以上的胡萝卜素不能被吸收。研究者通过多次实验表明，胡萝卜最科学的食用方法有2种：第一种是将胡萝卜切成块调味后，与肉一起炖食，最好用压力锅，这样可减少胡萝卜与空气的接触，使胡萝卜素的保存率高达97%；第二种是将胡萝卜切成片，用足量的食用油将其炒熟后食用，这样胡萝卜素的吸收利用率可达90%。

可见，将胡萝卜、白萝卜一起调凉菜或一起炖食的烹调方法，会导致其中一种萝卜营养价值的降低。此外，这种烹调方法还会诱发"内战"，这是因为白萝卜中维生素C的含量很高，而胡萝卜中则含有一种对抗维生素C的分解酶，可破坏白萝卜中的维生素C。二者相遇，白萝卜中的维生素C会损失惨重，其营养价值自然也就大打折扣。

补冬虽好需有度，盲目进补不如不补

中医认为，冬季是饮食进补的最好时节，民间有"冬天进补，开春打虎"的谚语。冬季里，万物开始收藏，阳气潜伏，阴气盛极。天冷影响人体的内分泌系统，同时也会造成人体热量散失过多。所以，立冬后适当进补对御寒很有好处。

现代医学认为，冬令进补能提高人体的免疫功能，不但使畏寒的现象得到改善，还能调节体内的物质代谢，使能量最大限度地贮存于体内，为来年的身体健康打好基础。正因为这样，一到冬季，"将食补进行到底"之势便"喧嚣而来"。饭店大打养生药膳招牌，人们在家也时常食用羊肉锅、老鸭汤滋补。许多人只是狭义地去理解，觉得所谓的"补"就是吃点营养价值高的食品，或是用点壮阳的补药。其实，这不过是补的一个方面，而进补则是养生学的一个分支体系。冬季食补应注意营养的全面搭配和平衡吸收。如果不熟悉进补的真谛，盲目进补，会造成虚者更虚，实者更实，使人体内平衡失调，出现许多不良反应。总的来说，冬令进补必须按照"春夏补阳，秋冬养阴"的原则进行，视机体阴阳的盛衰而进行调补。

在四季五补（春要升补、夏要清补、长夏要淡补、秋要平补、冬要温补）的相互关系上，此时应以温补为原则。少食生冷，但也不宜燥热，可有的放矢地食用一些滋阴潜阳、热量较高的膳食，同时也要多吃新鲜蔬菜，以避免维生素的缺乏。

总的来说，养生应因人、因地而异。入冬后进补，以下几个原则是应该格外注意的：

1. 忌无病乱补

无病乱补，既增加开支又害自身。中医的治疗原则是虚者补之，体健者无需进补。对于想健身、长寿者来说，光靠补药不是好办法。还应适当运动锻炼、饮食调理、多用大脑等等，才能达到真正意义上的养生。对于体虚者，补虚也有气虚、血虚、阳虚、阴虚之别，对症服药才能补益身体，否则适得其反，会伤害身体。冬令进补也要兼顾气血阴阳，不可一味偏补，过偏则反而引发疾病。因此，冬令进补最好在医师指导下进行。体质偏热的人如果过度进补很容易上火，到了春天，滋补过度的麻烦就会显现出来，导致皮炎等症状。

2. 进补之前先养胃

对于身体虚弱、脾胃消化不良、经常腹泻、腹胀者，首先要恢复脾胃的功能。只有脾胃消化功能良好，才能保障营养成分的吸收，否则再多的补品也是无用。因此，冬令进补要先养胃，不要过于进食滋腻厚味，应以易于消化为准则。

3. 多多益善的想法不可取

任何补品服用过量都有害，"多吃补药，有病治病，无病强身"的观念是非常不科学的。如服用鱼肝油过量可引起中毒，长期服用葡萄糖会引起发胖，过量食用参茸类补品可引起腹胀、不思饮食，过量服用维生素C可导致恶心、呕吐和腹泻。

4. 应养宜适度

这里所说的适度，就是要恰到好处，不可太过，不可不及。如谨慎过度，则会导致调养失度。有些人一补起来就不知所措，稍有劳作就怕耗气伤神，稍有寒暑之异就闭门不出，食之惟恐肥甘厚腻而节食少餐，这样下去，不仅不利于健康，更无法"尽终天年"。

5. 补品选择要适宜

动物性食物无疑是冬季补品中的佳品，不但有较丰富的营养，并且味美可口。但值得注意的是，冬季老年人补的时候应忌补肉。因为肉类食品不易被消化吸收，如果冬季进补中久服、多服，对胃肠功能已减退的老年人来说，往往不堪重负。胆固醇增多，易诱发心血管疾病。所以老年人的饮食还是宜以清淡为主，另外，对蔬菜的进补作用也应重视。健康人群冬天最好也要保证饮食清淡，多喝些大麦茶，也可在茶中加些山楂，消脂降油腻，缓解因进补过度引起的身体不适。

6. 感冒之后不能补

中医认为，患有感冒、发热、咳嗽等外感病症时，不宜服用滋

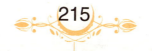

补药，尤其是壮阳药酒，以免引外邪入里，闭门留寇，祸及脏腑。

7. 饮食进补当时多温热少寒凉

中医认为，秋季进补适宜"平和"，冬季进补适宜"封藏"。这个时候，食补要"巧"，如果过食燥热峻补之品，会损伤阴气、扰动阳气，进而加重干燥症状。对于进入冬季出现怕冷、手脚发凉的人群，建议食用一些作用温和的温补食品，如鸡肉、黄牛肉、虾、韭菜、刀豆等。对于阴精不足，口眼干涩的人群，建议食用养阴润燥、补肾填精的食物，如山药、胡桃仁、白果、芡实、豆腐、牛乳、黑芝麻等。

之所以有立冬进补这一说法，是因为立冬后意味着天气越来越寒冷，通过食补为人体补充能量符合中医所说"因时"进补的原则，但以进食肉类为主的冬季食补并不适合所有人，类似萝卜炖羊肉、羊肉火锅之类的温补食品适合身体健康的年轻人和儿童食用，但对于湿热体质、肝火旺体质以及痰湿体质的成年人来说，多吃肉类，特别是燥热的狗肉可能出现流鼻血、口舌生疮、烦躁等症状。

门窗紧闭伤不起，警惕健康亮红灯

在隆冬腊月，为了驱寒保暖，人们往往喜欢紧闭门窗。冬季紧闭门窗的做法虽然保住了室内的温度，但却使室内的空气质量急剧下降，从而使人失掉了另一样对健康最重要的东西，即良好的空气质量。有些农村家庭为了节煤，甚至把煤炉也搬进了卧室，一边取暖，一边做饭、炒菜，这种做法更是十分不利于健康。

现代室内建筑采用了不少含有放射性物质的材料，如马赛克、大理石、花岗岩、瓷砖等。如果长时间紧闭门窗，就会使室内放射性物质及二氧化碳浓度过高，从而使人头昏脑涨，郁闷不适。

科学研究表明，一个密闭的房间，只要6个小时不通气，其氧气含量就会下降到20%（正常情况下为21%~22%），人们就会出现疲劳乏力、精神不振、胸闷、气短、头痛等症状，不少人甚至开始感觉到呼吸有压力或者感冒次数增多，还有人出现了嗜睡、反应力迟钝等现象。

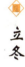

立冬

现代医学研究发现，在正常人的咽喉部的黏膜上寄居着上百种细菌和病毒。人在谈话、咳嗽、打喷嚏时，这些病菌都会随同唾沫飞溅到四周空气中。如果门窗长久关闭，室内病菌便会越积越多，传染也随之而来。

冬天人们都用空调取暖，而长期不进行空调清洗，通风管道内就会积满灰尘、昆虫尸体等，从而滋生细菌、霉菌、病毒等，这些病菌通过空调吹到室内，也会污染空气。尘螨是最常见的一种致病微生物，它最常寄生在床垫、枕垫、被褥和衣服、地毯、沙发、窗帘甚至是绒毛玩具上。人体通常在睡觉时吸入，导致数小时的黏膜充血，因此，很多人的过敏症状特别是过敏性鼻炎在早晨时比较厉害。当飘浮在空气中的尘螨颗粒被人体吸入后，也会引起过敏，导致鼻部、呼吸道和眼睛的过敏反应。

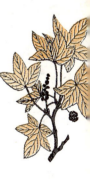

此外，冬天紧闭门窗开空调会还容易得"暖气病"。紧闭门窗在家里开空调或暖气，会使室内温度过高，空气流通不好，干燥、闷热，许多人常常因此而出现鼻咽干燥、头晕眼花、软弱无力等症状，

这都是典型的"暖气病"症状。老人和儿童由于身体抵抗力较弱，所以是"暖气病"的高发人群。

因此，从卫生角度来说，冬天还是应该定时开窗换气，使室内保持一定量的新鲜空气，应轮换打开门窗通风换气。开窗还可让阳光照进室内，借紫外线杀菌。由于冷空气比热空气重，故宜将进风口置于低处，出风口置于稍高处。对那些自然通风条件差的房间，可用电风扇机械通风。

不管天气多么寒冷，都应该时不时的将门窗打开通通风，让室内空气换新。尤其是病人的住所更应注意经常通风。冬季应每天开窗2~4次，每次10分钟左右。实验表明，室内每换气1次，可除去室内空气中60%的有害气体。

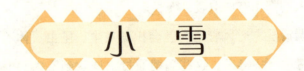

小雪

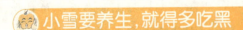

小雪要养生，就得多吃黑

11月22日为二十四节气的"小雪"，这是冬季的第2个节气，雪，是反映自然降水的现象，小雪则表示已进入冬季，要开始降雪了。

这个时节，天气干燥，温度较低，人体中寒气旺盛，因此，许多人都相信，在这个时节需要补充一些能够让我们"热"起来的食物。像是羊肉、牛肉这些温补的食品都是其中不错的选择。不过，养生专家提出，在这个季节一些黑色的食物其实是更好的选择。因为过多的热性食物容易导致上火，所以饮食调理上更要注意滋补肝肾、清泻内火和保养肌肤。此时适当吃点黑色食物，不仅可以补养肾气还可以抵抗寒冷，而且能够润肺生津，具有很好的保健功能。

黑色食品，能增强体质，预防疾病，延缓衰老，又能暖身暖胃，最适合用来制作初冬季节的养生粥。

黑米是滋补佳品，有开胃益中、健脾暖肝、明目活血、滑涩补精等作用，可治少年白发，也可供孕妇、产妇补虚养身。黑米中含有17种氨基酸及较多的铁、磷、钙及维生素 B_1、B_2、B_6，可调节人体生理功能，提高机体血蛋白水平。

黑芝麻有养肤、补血、明目、补肝肾、祛风、润肠、生津、通乳、养发等功效。现代饮食科学研究发现，由于其富含不饱和脂肪酸、维生素 E、钙，故有助于降低胆固醇，防治高血压。另外，维生素 E 对皮肤也很有好处。

黑豆富含人体所必需的氨基酸、不饱和脂肪酸、钙、磷等，常食可排脓拔毒，消肿止痛，对防治高血压、高血脂、心脏病大有裨益，还能防老抗衰。

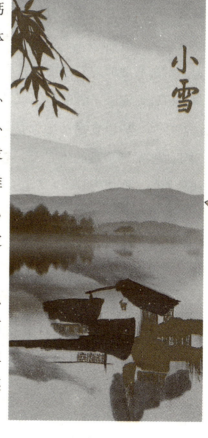

小雪

黑木耳可改善贫血和怕冷症状，降低血液黏稠度，预防脑血栓和心肌梗死。海带、紫菜含有丰富的褐藻胶、碘、钙等成分，有助于软化血管，促进甲状腺素的合成与分泌，提高机体抗病能力。

很多人一提到黑色食物，可能就会下意识地想到上面那几种常见的黑色食物，事实上，黑色的鱼类同样属于黑色食物。例如，泥鳅味甘性平，有暖中益气、清利小便、解毒收痔之功效。其肉质细嫩，营养价值很高，体表黏涎有抗菌消炎的作用，可治湿热黄疸、小便不利、病后盗汗等症。鳝鱼味甘性温，具有补虚损、除风湿、强筋骨的功效，适用于痨伤、风寒湿痹、产后恶露不净、下痢脓血、痔瘘。鲤鱼味甘性平，具有利水、消肿、下气、通乳的功效，主治水肿胀满、脚气病、黄疸、咳嗽气逆、乳汁不通。鲫鱼味甘性平，具有健脾利湿的功效，主治脾胃虚弱、纳少无力、痢疾、便血、水肿、淋症、痈肿、溃疡。

可见，黑色食品的确都是补肝益肾的好东西，冬季多多食用，对于那些阳气不足的体弱者、老年人、妇女、儿童十分有益，可增强他们的抗寒能力。

黑芝麻红枣粥是一道小雪节气比较适合的养生食疗粥。取粳米150克，黑芝麻20克，枣（干）25克，白砂糖30克。先将黑芝麻下入锅中，用小火炒香，研成粉末；粳米淘洗干净，用冷水浸泡半小时，捞出，沥干水分；红枣洗净去核，备用。然后在锅中加入约1500毫升冷水，放入粳米和红枣，用旺火烧沸，再改用小火熬煮，待米粥烂

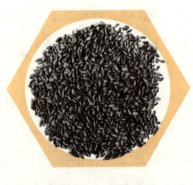

熟，调入黑芝麻及白糖，再稍煮片刻，即可盛起食用。此粥可用于治疗肝肾精血不足所致的眩晕、须发早白、脱发、腰膝酸软、四肢乏力、五脏虚损、皮燥发枯、肠燥便秘等病症，在乌发养颜方面的功效，更是有口皆碑。

气温骤降，心情也需要保温

小雪时节，寒风萧萧，阴雪初飞，有些人的心情就和气候一样，开始变得消极起来，一些人一进入这个时节，就容易发生情绪抑郁、懒散嗜睡、昏昏沉沉等现象，并且年复一年地出现。这种情况多见于青年，尤其是女性。专家把这种现象称为"季节性情绪失调症"。因此，在小雪前后，人们应该注意，学会自我调节情绪，适应晦暗，预防消极情绪发生。

古人认为，此时养生，对外，要顺应自然界变化，避免邪气的侵袭，如《黄帝内经·素问·上古天真论》中所说："虚邪贼风，避之有时；恬淡虚无，真气从之；精神内守，病安从来？"对内，要谨守虚无，心神宁静，如《素问·生气通天论》云："清静则肉腠闭拒，虽有大风苛毒，弗之能害。"意思就是说，思想清静，畅达情志，可是精气神内守而不失散，保持人体形神合一的生理状态，这便是"静者寿，躁者夭"的最好说明了。

研究认为，冬季精神抑郁除了与冬季活动量较其他季节减少有关外，很重要的原因是与冬天昼短夜长，光照不足有关。

多项研究都证实，阳光能够令人变得更加愉悦，对疲劳的调节有着积极的作用，可以令人摆脱困倦、充满活力。这是因为，当我们的皮肤受到阳光照射时，会产生维他命 D_3，而这些维他命 D_3 会促使大脑生成大量的血清素。血清素是一种神经递质，又称 5－羟色胺，足量的血清素可以让人们感觉更加愉快放松，并提高睡眠质量。冬季的光照本来就不足，再加上现在常见的雾霾遮蔽，使得我们的情绪更难得到阳光的"充电"，正如古语云"天昏昏兮人郁郁"，所以心情很容易陷入到一片阴霾之中。

因此，多晒太阳是预防冬季抑郁最有效的方法。如果碰到了阴雨天气，可以通过开灯来改善心情。灯光要适当亮一些，以营造"阳光普照"的氛围。类似白炽灯的暖光效果是最好的。

对于有抑郁症倾向或症状的人来说，除了要多晒太阳以保持脑内 5－羟色胺的稳定外，还应调节自己的心态，保持乐观，节喜制怒。要经常参加一些户外活动以增强体质，多听音乐让美妙的旋律增添生活中的乐趣，以使情绪得以调适、情感得以升华、放松心情、陶冶情操，带来美好感受。正如清代医学家吴尚所说："七情之病，看花解闷，听曲消愁，有胜于服药者也。"

低血糖容易产生焦虑、易怒的情绪，而且会导致意志力薄弱，所以适时地补充一些甜食也可以让心情好起来。若是怕胖，可以选择高糖低脂低蛋白的果汁类饮料，因为吸收较快速所以可以很快的看到效果。在众多食物中，最适宜此时食用的首选香蕉，因为香蕉中含有能帮助人脑产生 5－羟色胺的物质。

长期独处也是容易导致冬季抑郁的一个重要因素。要赶走冬季抑郁，应该多参加社交活动。一些社交、团体娱乐活动都是让你心情变阳光起来的好方法。冬季还应尽量把家里布置得明快一些，例如选择一些暖色调的家居装饰，对改善抑郁情绪也有很重要的作用。

小雪节气爱上火,降气食物齐帮忙

小雪以后,就会经常刮起西北风,这时候北方室内早已供暖,而室外寒冷。如果人们穿得过于严实,体内热气散发不出去,就易生"内火",导致上火。其表现就是口腔溃疡,甚至脸上的疙瘩也比平日多。此时,因为天气寒冷,人们喜欢吃热食,但是过于麻辣的食物最好少吃,因为这也会助长"内火"。

针对冬季所生的"内火",养生调理需要适当地温补,而不是随便吃清热解毒的药,比如连翘、牛黄,更不能饮太多的五花茶,尤其不适合天天泡菊花茶喝。

冬天上火吃什么?"苦"味食品是"火"的天敌。从中医学角度来说,苦味属阴,有疏泄功效,能缓解由肝火过剩引发的烦躁不安,把体内郁积的邪气排出。苦味食物之所以苦是因为其中含有生物碱、尿素类等苦味物质,中医研究发现,这些苦味物质有抗菌消炎、提神醒脑、清热润肠等多种医疗和保健功能。在小雪时节,可选择的苦味食物有苦瓜、芹菜、莴笋、生菜、苦菊等。此外,还有药食兼用的五味子、莲子心等。

最佳的苦味食物首推苦瓜,苦瓜具有清火、养血益气、补肾健脾、滋肝明目的功效,对治疗痢疾、疮肿、中暑发热等病有一定的功效。不管是凉拌、炒还是煲汤,只要能把苦瓜做得熟且不失"青色",都能达到"去火"的目的。除了苦瓜,还有其他苦味食物也有不错的"去火"功

冬季篇

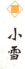

小雪

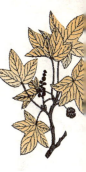

效，如杏仁、苦菜、苦丁茶、芹菜、芥兰等，同样能清热解暑。以笔者看来，在这些苦味食物里，既好吃又方便做的除了苦瓜，当属苦菊。苦菊具有抗菌、解热、消炎、明目等作用。苦菊味略苦，颜色碧绿，可炒食或凉拌，是清热去火的美食佳品。取苦菊 2 颗，熟芝麻 50 克，大蒜瓣 3 个，盐、糖、生抽、香醋、香油、辣椒油各适量。将蒜瓣切碎末放入 1 个小碗中，加入盐、糖、生抽、香醋、香油拌均匀，熟芝麻放入碗中备用。将苦菊洗净手撕开，加入调好的味汁，再加入少许辣椒油，拌均匀。一道好吃又去火的凉拌苦菊就做好了。

针对冬季上火，还可多吃些清热去火、偏凉性的水果，梨、柿子、香蕉、猕猴桃、柚子、葡萄、甘蔗等都具有这种功效，尤其是梨。梨自古被尊为"百果之宗"，具有清热解毒、生津润燥、清心降火的作用。若因气候过度干燥，继而出现口渴、便秘、干咳等症状；或因内热导致烦渴、咳喘及痰黄等症状，可多食梨。对肺、支气管及上呼吸道有相当好的滋润功效，还可帮助消化、促进食欲，并有良好的解热利尿作用。秋天正是雪梨、大白梨下市的季节，每天吃上 1~2 个梨可有效缓解秋燥，不妨多吃。

另外，柿子味甘涩，性寒。其所含的维生素及糖分要高出一般水果一到两倍。可以养肺护胃，清除燥火，经常食用能够补虚、止咳、利肠、除热。葡萄能滋养肝肾之阴分，止消渴、润筋骨、利目视，而且降火的效果不错，又能通肠胃，因此也是这个季节非常有益的水果之一。

小雪时节，还应适当吃些薯类，如甘薯、马铃薯等、白萝卜、白菜等当季食物。它们不仅富含维生素及多种微量元素，更能清火降气、消食。尤其是萝卜，它有消食、化痰定喘、清热顺气、消肿散瘀等多重功效，是当之无愧的去火圣品。

反季节蔬菜，你敢吃吗

以前，人们一到了冬天，餐桌上就只有萝卜、白菜等几种常见的蔬菜。而现在，随着大棚技术的广泛推广，即使是雪花飘飘的冬天，茄子、西红柿、黄瓜等本来夏天才能够吃到的蔬菜也是随处可见。反季节蔬菜大大丰富了人们的餐桌，深受人们的欢迎和喜爱。在尽情畅享舌尖上的美味时，你有没有想过，反季节蔬菜正在潜移默化地伤害着我们的身体。

正所谓一方水土养一方人，你在什么地方住着，就要按照这个地方的基本环境和气候去调养自己。食物只有在不同环境中才能发挥自己属性的最大作用。我们吃的每一种蔬菜、每一种谷类，它只有到那个时令，到那种最饱满状态的时候，才是最佳的。为什么这么说呢？解释起来其实很容易。

我们现在大棚里养出来的东西，只有其形没有其神。过去，拿1根新摘下来的黄瓜切丝，切完以后满屋子都飘着黄瓜的清香味，而现在，就算我们切10根，也很难闻到什么香味。再比如茄子，八九月份自然生长出来的，下锅就烂，而冬天里买来的茄子，看着鲜亮诱人，却经常怎么炖都炖不烂，就是因为这些反季节的菜只有其形没有其神。

从中医养生的角度来讲，吃反季节菜也没什么好处。我们吃东西，不是为了猎奇，而是为了养命。食物和药物一要讲究"气"，二

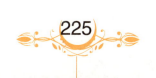

要讲究"味"。《黄帝内经》中有一句名言叫做"司岁备物",就是说要遵循大自然的阴阳气化采备药物、食物。这样的药物、食物得天地之精气,气味醇厚,营养价值才高,所以我们应该顺应节气,吃节气菜,尽量少吃反季节蔬菜。动植物在一定的生长周期内才能成熟,含的气味才够。违背自然生长规律的菜,违背了春生夏长秋收冬藏的寒热消长规律,会导致食品寒热不调、气味混乱,成为所谓的"形似菜"。没有时令的气质,是徒有其形而无其质。孔子的名言曾说:"不时,不食"说的也是这个道理,翻译成白话文的意思就是,不符合节气的菜,尽量别吃。

反季节蔬菜具体都有哪些危害呢?

1. 大棚蔬菜容易积累农药

反季节蔬菜以大棚菜为主,大棚中的温度和湿度较高,不利于农药降解,会使它们大部分残留在蔬菜上。我们把这些蔬菜吃下肚,就会在体内长期积累微量农药,对肝肾造成损害。此外,大棚菜光照不足,硝酸盐含量较高,长期食用这种被污染的蔬菜,还会造成慢性或急性中毒。

2. 含有对人体有害的添加剂

为了提前上市,抢占市场份额,许多菜农往往不等蔬菜成熟就开始采摘,再借助生长激素在运输和销售过程中"催熟"。更有人为迎合消费者在感官上的需求,在蔬菜中使用激素、膨大剂等添加剂。很多人喜欢吃韭菜,然而韭蛆常生长在韭菜体内,光靠表面喷洒农药很难清除。于是,"聪明的"菜农们便想出了一个好办法,就是用高毒甲胺磷灌根,既能消灭韭蛆,其中的磷素还能起到肥料作用,令韭菜生长茂盛、颜色浓绿、叶片肥大。这样的"毒菜",想想就令人生畏,你还敢吃吗?

3. 运输时间长,营养损失多

还有一些反季节蔬菜是长途运输过来的,运输中会造成一定的营养损失。一些食物中天然的抗癌物质和酶在运输过程中也会被破坏。

4. 营养及口感略逊一筹

生长在大棚中的反季节蔬菜受日照的时间和强度都不及在自然条件下生长的蔬菜。日照会影响蔬菜中糖分和维生素的合成,所以反季节蔬菜中糖和维生素的含量会比同类的时令蔬菜低,这也是为什么大多数反季节蔬菜吃起来口感较淡的原因。

所以,冬天里,我们千万不要为了贪一时的口舌之快就顿顿吃反季节蔬菜,不然真是跟慢性服毒没什么两样。萝卜、白菜这些应季的蔬菜,既健康又营养,才应该作为我们餐桌上的常客。

大雪

大雪进补,南温北热各不同

很多人都知道立冬后应该进补,但是需要注意的是,我国幅员辽阔,地理环境各异,人们的生活方式也不同。同属冬令,各地的气候条件迥然有别,人们进补的食物也不同。也就是说,进补也要因地制宜，应根据实际情况有针对性地选择温补、平补或清补，万不可盲目进补。

一般来说，北方因气候寒冷，进补应以温补为主。温补即是用温热性食物，如核桃仁、大枣、龙眼肉、猪肝、鳝鱼、海虾等来进行补益，注重补肾养精助阳，适用于阳虚或气阳亏损，如肢冷、畏寒、乏力、疲倦、小便清长而频或水肿等患者。阳虚严重者需用大温大热之品，如牛、羊、狗肉等。

长江以南地区因冬季气温温和得多，所以进补应以平补为主，可适当增加鸡、鸭、鱼类。平补有2种意义：一种是应用不热不寒、性质平和的食物，如粳米、玉米、水果、蔬菜，部分禽、蛋、肉、乳类、扁豆、白菜、鹌鹑、牛奶等；一种是应用既能补气又能补阴的食物，如山药、蜂蜜等，以及既能补阳又能补阴的食物，如枸杞子。

南方的气候特点是湿热，而舌苔是最能反映湿热的指标，尤其是肠胃方面的症状，黄苔一般代表热，厚白苔则表示湿，这种情况就意味着此时不宜进补，而应清热除湿。

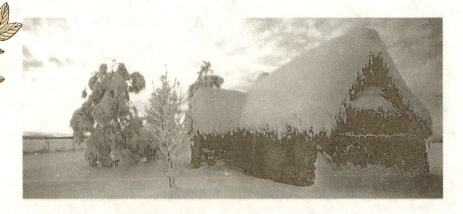

地处高原山区，因雨量少气候偏燥，所以进补应以清补为主。清补是用性质平和或偏寒凉的食物，以甘润生津之品的水果、蔬菜、冰糖为宜，如萝卜、冬瓜、西瓜、小米、苹果、梨、黄花菜等。

除此之外，还要因人而异，因为食有谷肉果菜之分，人有男女老幼之别，体质有虚实寒热之辨。本着人体生长规律，应按照少年重养，中年重调，老年重保，耄耋重延的原则来进补养生。

一般来说，到了冬天，北方人最喜欢吃羊肉来滋补身体，抵御风寒。取羊腿肉500克，土豆1个，胡萝卜1根，葱、姜、蒜、干辣椒、桂皮、花椒粉、八角、香叶、料酒、老抽、盐、味精、油各适量。将葱切段，姜切片，大蒜拍扁，土豆、胡萝卜切小块，羊肉切大块，倒入冷水锅中大火煮沸，捞出；锅中倒入油烧热，放葱段、姜片、大蒜、干辣椒、花椒粉炒香，倒入羊肉块，加入料酒、老抽，翻炒片刻，倒入开水，放桂皮、八角、香叶，中火烧15分钟，倒入土豆块、胡萝卜块，继续烧20分钟，加盐、味精调味，一道美味的红烧羊肉就出锅了。

吃羊肉的好处是非常多的。羊肉含有丰富的蛋白质、矿物质和维生素。羊的脂肪熔点为47℃，而人的体温为37℃，所以吃再多也不会被人体吸收，导致发胖。且羊肉肉质细嫩，容易被消化。多吃羊肉还可以提高身体素质，提高抗疾病能力。所以现在人们常说："要想长寿，常吃羊肉"。中医认为，羊肉还有补肾壮阳的作用，适合男士经常食用。

南方人冬补则最喜欢食用姜母鸭。尤其在台湾，姜母鸭是最受欢迎的冬季食补佳肴。在低温来袭的日子来一锅姜母鸭暖暖身子，那种感觉就好像沐浴在冬日煦煦的阳光中，让人幸福不已。取鸭子半只，老姜1大块，包心菜2大片，料酒、盐、冰糖、鸡精、麻油各适量。另将草果1颗，陈皮1块，熟地1块，当归1块，党参2条，川芎1块，黄芪5块，香叶2片，杞子5克，红枣8颗做成中药包。将鸭子洗净切大块，老姜切长条，包心菜撕成小块；锅中倒入麻油小火爆香姜条，捞出姜条备用；再把鸭块放入锅内翻炒，炒至鸭块里面的油出来，表面呈金黄色时放入中药纱布包，再将炒好的姜条放入锅内，加适量的热水，倒入料酒，大火煮开后转小火煮约1个小时，鸭肉软烂时加入盐、冰糖、鸡精、包心菜，炖5分钟即可出锅食用。

总而言之，冬季进补，应尽量利用当地、当令的特产发挥功效。食补贵在持久，一次进补量不可过大，更不应急于求成，只有这样才能做到进步得当，补出真正的好身体。

大雪飘然到，留心风吹病

大雪到来，意味着天气已进入隆冬，此时，许多地方都会刮起刺骨的寒风，瞬间风力能达到4~5级。在这样一个寒冷而又多风的时节里，许多呼吸道及过敏性疾病极易趁虚而入，这其中，由于大风原因而会传播得非常迅速的皮肤类疾病有2种，分别是风疹和荨麻疹。这2种疾病一个是由于病毒感染引起的，一个是由于过敏原诱发的。每当出现降温和大风天气的时候，它们就会爆发得非常明显。要减少这2种疾病的发生，我们首先来认识一下这2种疾病吧。

风疹是一种由病毒引起的急性呼吸道传染病，传染性很强，一般通过空气飞沫传播。风疹在冬季最为多见。大风降温之后，就开始感觉有发热、咳嗽等上呼吸道感染的症状，随后发展为全身皮疹，瘙痒难忍。

荨麻疹是一种过敏性皮肤病，一般也多见于秋冬季等大风的天气。风带来的过敏原极易引起发病，同时，常见的一些食物也会引起发病。发病时，在皮肤表面会突起很多像被蚊虫叮咬的大包，由少到多，成片出现，一般1小时内会自动消退。

看来，这2种疾病的发生虽然同大风没有直接关系，却也有着必然的联系，而且它们的危害性还是很大的。尤其是风疹，它对于胎儿和小孩的影响尤为重大。荨麻疹虽然在发病时只表现为皮肤上起包，不过也有可能在内脏中引起反应，如腹痛、腹泻等。严重的急性荨麻疹还可能发生在喉头，造成喉头水肿，影响呼吸道的畅通，造成呼吸障碍、缺氧综合症等一系列缺氧常见的症状，严重影响脏器的功能，而导致更严重的并发症。

那么，我们在冬天该怎样预防这两种常见皮肤病的发生呢？

1. 注意保暖

对于这两种疾病的预防，基本思路是一样的，就是要注意保暖。在这个经常大风降温的时期，千万不可再穿着单薄的衣服，爱美的女孩也一定要穿上保暖的厚衣服，不要有裸露的皮肤在外边暴露，以免因为不小心，最后引得全身起包或者发烧，得不偿失。

2. 减少外出

对于可以不用外出的人群，在这个时候就应该尽量减少外出，以免被他人传染。同时，由于这两种疾病会引起身体的一些非常敏感的反应，因此，应穿着宽松、棉质、柔软的衣服。谨防衣服过紧，导致皮肤更严重的反应。

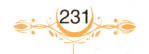

3. 管住嘴巴

对于已经发病的人群，由于这两种疾病来得快，进程猛，所以，在这个时候，就一定要忌口，一些常见的发物，如海鲜、羊肉、巧克力、花生等等，千万不要再吃了。

4. 保持卫生

因为荨麻疹的发生是过敏原造成的，所以，应该经常清洁常住环境，不要让过敏原有机可乘。

5. 休息治疗

如果发现不幸"中招"，那么就应该注意休息，多喝水，多吃一些清热解毒的药物和食物，同时保持屋内空气流通，加强营养。

要风度也要温度，冬天穿衣有讲究

冬季的特点就是寒冷，特别是北方，常常是千里冰封，万里雪飘，到处白茫茫一片。南方地区虽然不冷，但室内室外一样冷，常有阴雨浓雾，空气潮湿。所以，无论南方北方，到了冬天，都需要借穿衣来抵御外界的寒冷。

既然冬季要藏，那就一定要藏得彻底。可是由于爱美心理，一些女士不但不藏，反而还露得不少。为了使自己保持女性的魅力和线条美，在隆冬季节，她们常常着装偏少，甚至穿裙子过冬，这一习惯对人的健康是十分不利的。

在寒冷潮湿的冬季穿裙装，双腿会出现发亮、麻木、酸痛等症状。尤其是那些皮下脂肪偏少的女性朋友，更容易被寒冷空气冻坏，引发关节疾病。腿部受到寒冷空气刺激后，下肢血管就会收缩，造成表皮血流不畅，脂肪细胞发生变化，大腿部位的皮下脂肪组织容易出现一个或多个杏核大小的硬块。硬块的表皮呈紫红色，摸上去较硬，有痛痒的感觉，严重时还出现皮肤溃烂。这就是医学上所说的"寒冷性脂肪组织炎"，是位于人体皮下组织脂肪层中的脂膜在气候寒冷时受到冷刺激，引起脂肪层的血管收缩，使脂肪组织细胞缺血受损，发生变性、坏死而造成的。此外，女性下体长期遭受寒冷空气侵袭后，还容易引发一些妇科疾病。可见，冬季着装应遵循"健康第一，美丽第二"的原则，避免使皮肤免受寒冷和刺激。

老年人体质普遍较差，自身活动能力及抗寒能力减弱。大多数老人自感冬天寒冷难耐，所以保暖是老年人在冬天的头等大事。穿得稍薄，温度就难以保持，很易受凉感冒，引发其他病症。因此老人选择冬装，就要注意防寒保暖功能，并保持宽大松软。

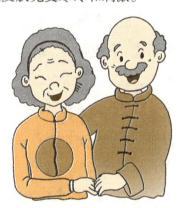

冬季的衣服穿起来也大有讲究。例如羽绒服就不是人人有福消受的。羽绒服轻便暖和，而且外观设计大都比较美观时尚。凭着这样的优势，羽绒服成了大多数人抵御冬季严寒的第一选择。但是，这样好的服装，有些人偏偏就是没法儿穿，羽绒服一上身，全身都会痒，还长出大小不一的红疹子，也有的鼻子发痒，打喷嚏流鼻涕，甚至呼吸都困难。把羽绒服一脱，一会儿就好了。

之所以会发生这样的现象，是因为有些人天生就对羽绒特别敏感，一接触，体内就会释放大量活性物质，引起毛细血管扩张，出现起皮疹、呼吸道过敏的现象。一旦发生过敏，可适量服用扑尔敏、

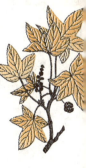

酮替酚等进行治疗。发生支气管哮喘者可服用氨茶碱。

对羽绒过敏的人切不可勉强穿着羽绒服。有人以为，只要不吸入羽绒就不会过敏了，于是就戴上口罩，其实仅仅是皮肤接触，也能引起过敏反应。对羽绒过敏严重的，甚至可引发窒息和支气管哮喘，所以过敏者要尽量避免接触羽绒。羽绒服再轻便，如果不能保证健康和安全，还是不能穿的。

在严冬，如果不戴帽子就外出，热量会迅速从头部散发出去，人在此时易受风寒侵袭而患感冒等疾病。头部皮肤较其他部位厚而致密，血管和淋巴组织也很多，并有大量皮脂腺、汗腺等。头部常外露，毛孔也较大，最容易散失热量。在热量散失的同时，因空气对流，风寒极易乘隙通过头部侵入人体。冬季气温较低，即使处于静止状态的人，如果不戴帽子，从头部散失的热量也很可观。生理学家的研究显示，不戴帽子又不常运动的人，外界气温在15℃时，通过头部散失的热量占人体总热量的1/3，4℃时会散失总热量的50%，0℃时可散失总热量的60%。

寒冷的季节，手部保暖也十分重要。寒冷可以使人体血管中的血液流动不畅，甚至引起冠状动脉痉挛，直接影响心脏本身的血液供应，从而诱发心肌梗塞。即使衣裤穿得很暖和，手部受到寒冷刺激后，仍可引起血管收缩及心跳过慢，所以一双合适的手套也是不可或缺的。太大的手套达不到保暖效果，还会使手指活动不便；太小的手套则易使手部血液循环受阻，反而引起不适。

选择手套的材质也该因人而异。孩子皮肤薄嫩，材料以柔软的棉绒、绒线，或者弹性尼龙制品为好。老年人血液循环较差，手足特别怕冷，皮肤也比较干燥，所以轻软的毛皮、绒线、棉绒手套是最佳选择。手易出汗的人，要选用棉织制品，既保暖又有良好的吸水性。手足破裂的人冬天会加重，由于手部天天需要擦药，所以最好戴两层手套，里面是薄织品，便于洗涤。

很多女性到了冬天喜欢穿皮靴，可也有不少人因此而得了"皮靴病"——小腿轻度肿胀疼痛，足背也疼，还有脚癣病。这些靴子大都是比较紧的，特别是靴腰部分。穿靴走路使足背和踝关节处的血管、神经受到长时间的挤压，造成足部、踝部和小腿处的部分组织血液循环不良。同时，由于高筒皮靴透气性差，足部水分无法及时消散，就给厌氧菌、霉菌造成了良好的生长和繁殖环境，从而易造成足癣感染。

穿皮靴或棉靴，鞋跟的高度以3厘米为最佳，靴腰不宜过紧。在室内或回家后应及时脱掉，以改善足部的血液循环。此外，晚上临睡前也可以用热水洗脚，帮助消除足部疲劳。

大雪若能补得好，今后一年不受寒

大雪节气通常在每年的12月7日前后。较之于"小雪"，"大雪"是更加严寒的节气。大雪节气养生对健康非常有益。从中医养生学的角度看，大雪是进补的大好时节。大雪补养得当了，来年就有很坚实的身体底子，抵抗疾病的侵扰。

很多人都认为吃营养价值高的食物就是进补，却不知进补是要因人、因时、因地，才能真正达到养生的目的。人们在经过了春、夏、秋近一年的消耗后，脏腑的阴阳气血会有所偏衰，合理进补既可及时补充气血津液，抵御严寒侵袭，又能使来年少生疾病，从而

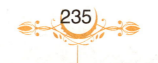

达到事半功倍的养生目的。

大雪进补除需要考虑到地理性因素外，还要考虑个人的体质因素。此时阴虚体质的人与阳虚体质的人在饮食上应区别对待，譬如冬天手脚容易冰冷的人适合"温补"，体质好的人则适合"凉补"。经常面红上火、口腔干燥干咳、口唇皲裂、皮肤干燥、毛发干枯等阴虚之人应以防燥护阴、滋肾润肺为主，可食用柔软甘润的食物，如牛奶、豆浆、鸡蛋、鱼肉、芝麻、蜂蜜、百合等，忌食燥热食物，如辣椒、胡椒、大茴香、小茴香等。经常面色苍白、四肢乏力、易疲劳怕冷等阳虚之人，应食用温热、熟软的食物，如豆类、大枣、淮山药、龙眼肉、南瓜、韭菜、香菇、栗子、鸡肉等，忌食黏、干、硬、生冷的食物。

总的来讲，大雪进补应注意食补、药补、酒补、神补相结合。

1. 食补

应以补阳为主，但不可过于机械，应根据自身阴阳气血的偏盛偏衰，结合食物之性来选择。阴虚之人与阳虚之人的饮食是有区别的。阴虚是指精、血、津液亏耗，常表现为面红上火、口腔咽喉干燥、干咳、口唇皲裂、夜

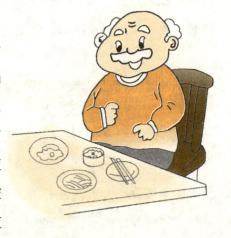

出盗汗、皮肤干燥、毛发干枯。这类人宜防燥护阴，滋肾润肺，可食用柔软甘润的食物，如牛奶、豆浆、鸡蛋、鱼肉、芝麻、蜂蜜、百合等，忌食燥热食品，如辣椒、胡椒、大茴香、小茴香等，以免化热伤阴。阳虚之人主要表现为面色苍白、四肢不温、神疲乏力、

怕冷等，应食用温热、熟软的食物，如豆类、大枣、淮山、桂圆肉、南瓜、韭菜、芹菜、栗子、鸡肉等，忌食黏、干、硬、生冷的食物。

2. 药补

老年人或身体虚弱的人，在食补的同时，也可以用些药物进补。大雪节气常用的补药有人参、黄芪、阿胶、冬虫夏草、枸杞等，可和肉类一起做成药膳食用。进补的目的本为强身健体而施行，然而药物终属补偏救弊之品，若进补不当，滥用或过量，都会产生种种不利的影响。正所谓"药症相符，大黄亦补；药症不符，参茸亦毒。"所以，为了避免产生各种副作用，服用药物进补一定要慎重。盲目进补，轻则浪费金钱，重则还可能对身体造成严重的不良影响。

3. 酒补

《千金要方》曰："冬服药酒两三剂，立春则止，终身常乐，百病不生。"因此，药酒自古以来就有"百药之长"的说法。又因其制作方便，很适合家庭自制，因此倍受推崇。大雪时节，天气寒冷，适度饮用些白酒，有温通血脉，促进血液运行，抵御寒气的功效。酒对应八卦中的坎卦，而坎应肾，酉时则是肾经最旺之时，肾能藏住精气。因此，冬季喝酒应尽量选在晚上。若配合养生调理则效果更佳。手指凉、气短者可用酒配合补元气；后背凉者可用酒配合温补肾阳；腹胀而便稀不爽者可用酒配合健脾；眼干涩者可用酒配合养肝阴。补酒虽有益，但不可滥饮。每次的饮用量宜在 10～30 毫升之间，万不可把药酒当作餐酒，否则反易伤及肝脾。饮用补酒类药酒，忌与萝卜、葱、大蒜等同服。感冒、发热、孕娠、经期也应当停服。此外，高血压、心脏病、肝脏病、严重溃疡病患者也应慎服药酒。

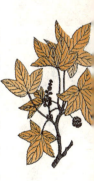

4. 神补

神补就是注重养神。精神上要积极向上，保持乐观，多做一些安静的事。中医认为，稳定的精神、情绪，对人体脏腑气血功能都能起到良好的作用，而神志反常、喜怒无度、思虑太过都会伤神。冬季神补应顺应冬季收藏之性，经常通过闭目养神，让大脑得到休息和净化。不要过分计较日常生活中鸡毛蒜皮的小事，也不要参与无原则的争执和较量。应该经常宽慰自己，到郊外登高望远，使心境开阔、宽容大度，从而达到养生的目的。

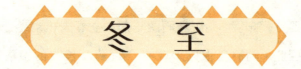

冬 至

温肾壮阳，年头年尾肾都强

老人们常说"夏练三伏，冬练三九"，此时正是加强锻炼，提高身体素质的关键时刻。因为人体抵御寒冷、病邪靠的是阳气，只有阳气充足，才能百毒不侵、百病不生。这段时期，正是阳气开始生长的时候，所以一定要把养生功课做好，使阳气逐渐强壮起来。

肾主一身之阳，所以壮阳离不开强肾。肾阳充足才是振奋一身阳气的根本。大多数人认为只有男人才需要壮阳，却不明白女人冬天怕冷、手脚冰凉、容易衰老、体质下降，也都是阳气不足的表现。也就是说，在小寒这个节气里，壮阳的功课是任何人都不能缺少的。

冬季养生饮食的总原则是顺应体内阳气的潜藏，以敛阳护阴为根本，味宜减咸而增苦，以养心气。冬至时节，寒冷已经到来，人体新陈代谢水平相对较低。此时，主要靠肾脏来发挥作用，肾脏机能越强，生命力越旺盛，所以饮食也应以"滋肾"为主。自古以来，冬至就是最佳的进补时节，可以增强人体抵御风寒和外邪的能力。所以在饮食选择上，可以选用牛肉、羊肉、狗肉等来滋养脏腑，在调味品上可以多选择一些辛辣食物，如胡椒、辣椒、姜、蒜等。在此，特别向大家推荐几种冬至时节进补的食疗方，大家可以按照体质选择。

1. 饮食对症调补

肾中精气有赖于水谷精微的供氧，才能不断充盈和成熟。冬季气温偏低，肾又喜温，肾虚之人通过膳食调养，效果通常都比较好。肾虚有阴阳之分，进补时对症用膳，方可取得显著效果。肾阳虚者可选择羊肉、鹿茸、肉苁蓉、肉桂、益智仁等温肾壮阳之物；肾阴虚者，可选用海参、地黄、枸杞、甲鱼、银耳等滋补肾精之品。也可多吃黑色食品。中医认为黑色入肾，因此冬天补肾，黑色食品最合时宜。

2. 保证饮水量

在日常生活中，除一日三餐外，每日还应保持1500～2000毫升的饮水量。尤其是冬天，天气干燥，人们常有舌干口燥之症。喝足水分，不仅有利于肾脏的正常排泄，还有利于滋润皮肤，消除上述症状。此外，菜肴不可过咸。一般人以每人每日摄盐量为5克左右为宜，因为食盐几乎全部都从肾脏排泄。菜肴过咸，食盐分过多，会增加肾脏的负担。

3. 节制性生活

肾精主要靠养,因此补肾的第一要领就是节制性生活。《寿世保元》中说:"精乃肾之王,冬季养生,应节制性生活,不要恣其情欲,伤其肾精。"养生学家认为,精气是构成人体的基本物质,精气流失过多,会有碍"天命"。《泰定养生主论》也认为:"三十者,八日一施泄;四十者,十六日一施泄,其人弱者,更宜慎之,人年五十者,二十日一施泄。……能保持始终者,祛疾延年,老当益壮"。冬属阴,其气寒,主藏,故冬天以养精气为先,对性生活应有节制。严格而有规律地节制性生活,是健康长寿的必要保证。

4. 适当锻炼

冬季坚持适当运动对养肾大有裨益,可使肾中精气更加充沛旺盛。散步、慢跑、打球、做操、练拳舞剑等都是很适合冬季锻炼的项目。

5. 慎用药物

对肾脏有损害的药物,诸如磺胺类、卡那霉素、链霉素以及解热镇痛药等,冬天均应慎用。若患病非用不可,要在医生的指导下,选用对肾脏损害小的药物,以免损害肾功能。

此处,笔者推荐一款补肾固虚功:自然站立,双脚分开与肩同宽,双臂自然下垂,掌心朝内侧,中指指尖紧贴风市穴,拔顶,舌抵上腭,提肛,净除心中杂念。全身自然放松,两手心向下侧平至肩平,掌心转向前,两手由侧平向前合至身前向下45°,两掌相合摩擦36次。然后两手转向背后,两内劳宫贴肾俞穴上,两手同时上下摩擦36次（一上一下为1次）。掌心翻转向外，半握拳，指尖不接触掌心，外劳宫贴肾命穴，站20分钟。经常做此功，可收到强肾、补虚的功效。

冬至进补，多吃坚果

寒冷的秋冬季节，各种坚果纷纷登场，平时多吃一点，对身体具有很好的补益养生作用。中医认为，坚果性味偏温热，在其他季节吃容易上火，而冬天天气较冷，多数人吃后则不会出现这个问题。其次，坚果大多有补肾健脑、强心健体的作用，而冬季对应的是肾脏，所以冬季进补多吃坚果很有好处。此外，冬季吃坚果还有御寒的作用，可增强体质。

榛子、核桃、杏仁和腰果是所有坚果中的佼佼者，由于产量最大、分布地区最广、营养口感俱佳，被誉为"世界四大坚果"，它们也是冬天里最受人们欢迎的四种坚果。

1. 核桃

核桃性质偏温，能补血、养阴、补元气，适合体质虚弱、气虚血虚的人食用，是很好的滋补品。核桃含丰富的卵磷脂、不饱和脂肪酸，另外还含有多种抗氧化剂，如维生素C和维生素E，可以对抗让人体衰老的氧自由基。核桃仁的长相很像人的大脑，所以有吃核桃补脑的说法。这种说法从医学角度也是讲得通的，核桃含有大量补脑益智的营养成分，如卵磷脂对脑神经有良好的保健作用，非常适合生长期的孩子和经常用脑的成人食用。

核桃仁中还含有锌、锰、铬等人体不可缺少的微量元素，可以

补充人体在衰老过程中不断减少的锌、锰含量。铬也有促进葡萄糖利用、胆固醇代谢和保护心血管的功能。核桃仁的镇咳平喘作用也十分明显，是慢性气管炎和哮喘病患者的食疗佳品。可见经常食用核桃，既能健身体，又能抗衰老。有些人经常吃补药，其实每天早晚各吃几枚核桃，实在大有裨益，往往比吃补药还好。

食用时需要注意，不要将核桃仁表面的褐色薄皮剥掉，这样会损失一部分营养。

2. 榛子

在4大坚果中，榛子不仅被人们食用的历史最悠久，营养价值也最高，享有"坚果之王"的称号。榛子中不饱和脂肪酸和蛋白质含量非常丰富，胡萝卜素、维生素A、维生素C、维生素E、维生素B以及铁、锌、磷、钾等营养素的含量也十分可观，均高于其他3种水果。

别看榛子富含油脂，但都是对人体有益的，有助于降血压、降血脂、保护视力以及延缓衰老。同时，榛子中富含的油脂非常有利于其中脂溶性维生素在人体内的吸收，对体弱、病后虚弱、易饥饿的人都有很好的补养作用。榛子有天然的香气，在口中越嚼越香，是非常不错的开胃小食。榛子还包含抗癌化学成分紫杉酚，它是红豆杉醇中的活跃成分，这种物质可治疗卵巢癌和乳腺癌以及其他一些癌症，可延长病人的生命期。

中医认为，榛子有补脾胃、益气力、明目的功效，并对消渴、夜尿多等肺肾不足之症颇有益处。平时炒着吃或煮粥、煲汤都不错。但榛子性质偏温热，吃多了易上火。一般来说，每周吃5次，每次吃1小把（约25~30克）即可满足身体所需。

3. 杏仁

一项最新研究成果显示，胆固醇水平正常或稍高的人，可以用杏仁取代其膳食中的低营养密度食品，达到降低血液胆固醇、保持心脏健康的目的。杏仁除了含有丰富的不饱和脂肪酸外，还含有较高的维生素 C 和维生素 E，这就是吃杏仁美容的奥秘所在。另外，杏仁中的微量元素如钙、磷、铁等人体不可缺少的微量元素含量，也同样不逊色。这些营养素的共同作用，还让杏仁能够有效降低心脏病的发病危险。

4. 腰果

《本草拾遗》中记载：腰果仁润肺、去烦、除痰。此外，腰果还可以健脾，脾胃不佳的朋友，常吃会有不错的保健功效。

腰果含蛋白质达 21%，含不饱和脂肪酸达 40%，富含钙、磷、锌、铁等微量元素，具有抗氧化、防衰老、抗肿瘤和抗心血管病的作用。而其所含的脂肪多为不饱和脂肪酸，其中油酸占总脂肪酸的 67.4%，亚油酸占 19.8%，是高血脂、冠心病患者的食疗佳果。无论是油炸、盐渍、糖饯，皆香美可口，风味独特。与榛子、核桃、杏仁等其他坚果相比，腰果的含糖量比较高，能占到总营养成分的 25% 左右，而榛子的含糖量为 15%，杏仁为 10%，核桃则只占 8%。因此，肥胖及糖尿病患者需要谨慎食用。

需要提醒一下，坚果炒熟了吃更安全。生的坚果一般会含有大量的植物酸，其中一种叫单宁的植物酸，人吃多了会出现呕吐、胃胀、食欲减退甚至呼吸急迫等不良反应，而经晒干或炒熟的坚果，植物酸的含量会大大降低，所以吃起来更加安全。生杏仁中还含有有毒成分，但是经炒熟后毒性会降低不少。当然，炒的时间也不宜过长，以免因为长期加热导致坚果中的维生素等营养成分被破坏。但是不建议用油煎炸坚果，因为坚果本身就富含植物油，用油煎炸后会更加油腻，既难以消化，也不利于健康。

冬季取暖，当心烘出暖气病

一到寒冷的冬季，许多人就懒得动弹也懒得出门了，恨不得24小时待在有暖气的屋子里。事实上，这种行为非常不利于健康。许多人可能已经发现了，待在有暖气的屋子里时间长了，就容易出现头晕眼花、四肢无力、焦躁不安、皮肤发紧、口鼻干燥、胸闷等症状。告诉你吧，这些都是暖气病的典型症状。

传统中医学认为，"人法自然，人顺四时"。意思很简单，就是人体养生，必须顺应自然界春温、夏热、秋凉、冬寒的规律，这样才能达到减少疾病的目的。正如《黄帝内经》所言："虚邪贼风，避之有时"。过分暖和的屋子实际上就属于这种"虚邪贼风"，因为它是与自然规律相违背的。冬天的时候，人的阳气本应是闭藏的，但如果所处环境太过温暖，那么原本内藏的阳气就会向外耗散。阳气受损，出现头晕眼花、四肢无力的症状也就不足为奇了。

养生学家经常强调："冬不藏精，春必病瘟"。也就是说，如果冬天的时候没养好肾精，使得阳气开泄于外，春天就容易生病。所以，有些人一到春天，动不动就感冒，实际上就是因为冬天经常待在温暖的房间里，导致阳气受损的缘故。这也正像俗语说的："冬天不冷，夏天不热，迟早要坐病"。

冬季预防暖气病，在日常生活中我们应该注意点什么呢？

1. **室温应适度**

从健康的角度来看，室内温度宜保持在10～20℃，最为理想的温度则是18℃。室温过高或过低，都无益于健康。过高的室温会使人闷热、心烦、头昏脑涨、精神萎靡不振。时间长了，还会出现口干舌燥、眼睛干涩的症状。这种情况势必会打破人体的生理平衡，引起相应的生理变化，造成疾病。特别是当人突然走出室外，受到冷空气的刺激时，血管、汗腺会迅速收缩。机体散热减少，产热增加，产热与散热失去平衡，就会引起体温上升，导致伤风感冒。另外，长期处于温室之中，还会减弱机体适应气温变化的能力。因此，从养生健体的目的出发，也不可久居温室，而应加强锻炼，增强体质，提高机体的耐寒能力。

2. **勤开窗通风**

过于暖和的屋子已经没有了冬天的痕迹，同样不利于人体顺应自然规律。经常通通风，让身体与自然保持相同节奏，可以在维持屋子暖和的情况下最大程度地接近天人合一，使身体的阳气保持闭藏状态。

3. **合理使用加湿器**

冬天室内干燥，很多人喜欢利用加湿器来增加房间里的湿度。但从中医养生的角度来看，使用加湿器其实并不如我们想象的那样

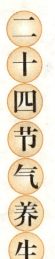

健康。因为通常情况下，加湿器只需要开1个小时，就能为空气提供大量的水分，满足人体的需求，此时就应该将其关闭。可大多数人并不了解这一点，认为加湿器要一直用才好。这就使得加湿器持续不停地加湿，造成空气中的湿度过大，进而被我们的身体吸收成为湿气。大家都知道，体内湿气过多绝不是一件好事情，很可能会演变为痰湿，影响脾胃。因此，冬季使用加湿器固然可以，但一定要合理加湿，不能一直开着。

如果不能保证合理利用加湿器，那么不妨经常在室内撒一些水或放盆水，或者养一些绿色植物，同样可以达到缓解室内干燥的目的，还能美化居室，可谓两全其美。植物也不需要太多，一个房间一两盆就可以了，而且要经常浇水。

4. 多吃润肺食物

从饮食上说，整天处在有暖气的屋子，还应该多吃点润肺的食物，如百合、梨、蜂蜜等。如果有条件，可以自己熬点梨子粥来吃。取梨子2个，洗干净后连皮切碎，再与粳米100克一起放入锅中，加适量的水用小火熬成粥，当粥浓稠时，放入适量冰糖即可食用。梨的润燥作用非常强，所以这道粥具有生津润燥、清热化痰的功效，口鼻干燥的人经常食用很有好处。除了梨子粥，也可以多喝些汤，如白菜豆腐汤、菠菜豆腐汤、羊肉白萝卜汤等，同样有利于滋补津液。

天干物燥，警惕慢性支气管炎

寒流来袭的时候往往也是许多疾病的高发期，慢性支气管炎就是最容易在冬季突发的疾病之一。许多慢性气管炎患者，每当寒流来临时，病情往往会加重。这是因为寒冷会降低呼吸道黏膜的抵抗力，破坏其防御机能，如果此时病菌入侵，或原来潜伏在呼吸道中的细菌乘机捣乱，就会引起旧病复发。

阳气不足，肺脾肾功能减退，卫外功能差，这些都是容易诱发慢性支气管炎的人体内在因素。慢性支气管炎属于中医"痰饮""哮喘"的范畴，其发病的主要表现就是痰。慢性支气管炎者稍受风寒，痰就会增多，可导致急性发病。而冬至时节，早晚、室内外温差变化均十分明显，所以对慢性支气管炎患者十分不利。

冬天比较寒冷，空气相对干燥，呼吸道的抵抗力容易下降。慢性气管炎的病人由于长期的慢性气管炎，气道的上皮可能有一些受损，整个气道的组织等方面易出现一些病理性的改变，更容易导致感染。所以，保暖是慢性支气管炎患者温肾阳的重要一步。慢性支气管炎患者平时应多穿衣服，晚上睡觉要盖暖和的被子，防止腹部受凉。出门应戴帽子、围巾和手套，如果选择摩托车或自行车等出行工具，最好再准备一个护兜保护腹部。

慢性气管炎的病人还要特别注意防治感染。说得再直白一些，就是注意不要得感冒。因为一旦感冒，就容易引起感染，虽然感冒刚开始是病毒性的，可是，由于抵抗力低，很可能继发细菌感染。一旦感冒发生，这类病人要尽早就医，控制已经产生的炎症，不能让感染进一步发展。

老慢支患者也可常做一些耐寒锻炼，来增加抵御寒冷的能力，预防感冒。具体做法是：每日早、中、晚用冷水洗脸，开始可每日1次，以后根据情况逐渐增加次数。洗脸以后用手摩擦头和面部，每次5~6分钟，可增强上呼吸道的抗寒能力和个人体质。"太极拳"、

"呼吸体操"等适宜的体育活动，也可增加患者呼吸肌耐力、提高机体的生理功能、增加食欲、调整睡眠、增强体质、减少呼吸道感染的次数，使肺功能得到改善。

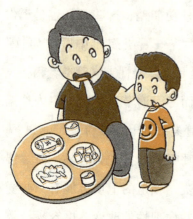

饮食调养上，应采用"制源畅流"的方法。"制源"就是减少痰涎的来源，"畅流"就是因势利导，加强祛痰作用。这就要求慢性支气管炎患者多吃具有祛痰、健脾、补肾、养肺作用的食物，如枇杷、橘子、梨、莲子、百合、大枣、核桃、蜂蜜等，这些均有助于减轻慢性支气管炎症状。还要远离辛辣、厚味的食物。原因很简单，因为无论是辛辣的食物还是脂多厚味的食物都不容易消化，很容易在体内产生痰湿，为慢性支气管炎提供"痰"的基础。慢性支气管炎患者在冬天的时候可以多吃一点养肺的梨子或者橘子。尤其是橘子，味甘酸，性凉，入肺、胃经，具有开胃理气、止咳润肺的功效。所以，在冬天的时候吃点橘子也可以有效预防慢性支气管炎的发生。

特别需要注意的是，烟酒更是禁用品，因为它们造成的痰湿后果一点也不比辛辣食物轻。吸烟会引起呼吸道分泌物增加，反射性支气管痉挛，排痰困难，有利于病毒、细菌的生长繁殖，使慢性支气管炎进一步恶化。酒会刺激支气管收缩，加重病情。长期大量喝酒还能降低机体抵抗力，使慢性支气管炎久久不能治愈，不利于慢性支气管炎的治疗。

小 寒

三九到来年味浓，过食肥厚易长痘

我们都知道饮食对于身体健康的重要性，民间也一直有"民以食为天"之说，唐代名医孙思邈曾说过："安生之本，必资于食，……不知食宜者，不足以生存也，……故食能排邪而安脏腑"，也说明了饮食对人体的作用。

说到饮食养生，有这样几个基本原则是必须要遵守的：一是要有节，二是要均衡，三是要对性。这里说的要饮食对性，是说人的体质要和吃的食物之间不发生冲突，也就是人们常说的因人而食。

提起因人而食，偏偏有那么些人不信邪。他们自恃年轻，仗着机体代谢旺盛，健康有本钱，很多时候连药都不放在眼里，更别说食物了。结果在过食肥甘厚味、辛

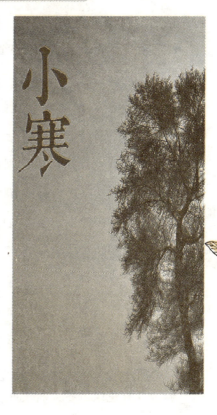

辣之品之后才懊恼地发现，自己招来了一个不速之客——"青春痘"，也就是我们常说的痤疮，从此陷入无尽的烦恼中。

青春痘又叫痤疮、粉刺，是由于毛囊及皮脂腺堵塞、发炎所引发的一种皮肤病，一般好发生在年青人面部甚至身上。毛孔堵塞是这一疾病的主要原因，而造成毛孔堵塞的原因却很多，例如荷尔蒙刺激毛发生长，促进皮脂腺分泌更多油脂，毛发和皮脂腺因此堆积很多物质，使油脂和细菌附着，引发毛孔堵塞；药物、化妆品及机械性刺激等造成皮脂泌出受阻；又比如睡眠不充足、女性内分泌失调等。

长痘痘是不分季节、不分年龄的。千万不要以为到了冬季，痘痘就冬眠了，不会再光顾我们。这种想法是非常不靠谱的，要知道，如果不注意，痘痘同样会调皮地跑出来。因此，小寒节令想要大补特补无可非议，但绝不可无章无法地乱补，应本着"因人施膳"的原则。元代《饮食须知》中就强调："饮食，以养生，而不知物性有相宜相忌，纵然杂进，轻则五内不和，重则立兴祸患"。所以这里提醒诸位，在进补时不要被"五味所伤"，更应根据自身情况有选择地进补。从中医角度来看，青春痘主要与内分泌有关，多属于肺胃湿热较盛，过食辛辣刺激、煎炸油腻之品，或嗜食甜食均可助湿生热，促使痘痘产生或使之愈加严重。

那么，有什么方法能帮助我们预防在冬季长痘痘呢？说难也不难，只要牢记以下几个简单的注意事项就可以了。

养生专家建议，冬天需按照"无糖少油"的标准来安排一日三餐，减少糖、油以及刺激性食物的摄入量，应少喝可乐、果汁、浓咖啡，还要少吃巧克力、糖果、奶油蛋糕、油炸食品、生葱、生蒜、

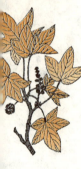

辣椒等食物。安排膳食时可以多准备一些红薯、竹笋、芹菜等膳食纤维比较丰富的食物，以保持大便通畅。要知道，便秘也是加重青春痘的罪魁祸首之一呢。

要预防痘痘，适当补充维生素也非常重要，其中，适当补充维生素A能有效控制皮肤皮脂腺分泌、减轻表皮细胞脱落与角化的作用。富含维生素A的食物其实也非常常见，像黄豆、茄子、白菜、萝卜、菠菜、大葱、胡萝卜、南瓜、西红柿等都在此列。适当补充维生素B对防治青春痘也非常有好处，其中维生素B_2能有效抑制脂溢性皮炎的发生，维生素B_6是脂肪代谢中必需辅酶的重要成分，而维生素B_1有帮助消化的作用。多吃一些富含B族维生素的食物，尤其是富含维生素B_2、维生素B_6的食物，如动物肝脏、蛋类、紫菜、黄豆、豌豆、酵母、鸡、牛、瘦肉、胡萝卜、香蕉、葡萄等，都能够帮助你积极地将青春痘挡在门外。

还有些人的情况比较特殊，同样是一到冬天就容易长痘痘，但他们却不是到处都长，而是只长在额头上，这又是怎么回事呢？

事实上，如果出现了这种情况，就不光是防痘的问题，你也要注意一下自己的身体了。只有额头长痘，而脸颊不长，极可能是肝胆排毒功能不佳导致的，也有可能代表心火旺、血液循环有问题。肝胆本就是人体解毒的器官，如果肝胆集聚的毒素不能顺利排出体外，势必造成体内毒素最终"发于表"，也就是长成痘痘。冬季额头上长出的那些大颗的红肿痘痘，多数都是因为排毒不佳造成的。如果不解决肝胆排毒的问题，痘痘就无法根治，势必会在你的额头两鬓此起彼伏。

冬季治疗痘痘还有一点不容忽视的就是平衡保湿，肌肤过油导

二十四节气养生保健说明书

致毛孔被堵塞也是引发痘痘出现的最根本的原因之一。所以保证油脂分泌正常,同时让肌肤洁净,实际上也是预防痘痘爆发的最好方法。而在冬季这个缺水的季节,光做到为肌肤补水是不够的,因为在流失水分的过程中肌肤一样会出现干燥的情况,所以在补水后的保湿步骤就尤为重要。面膜、滋润面霜都是防止肌肤水分溜走的方式,不妨经常使用。

小小山楂全身宝,冬季多吃益处多

按照我国的民间传统,小寒一过,我国就将进入"出门冰上走"的三九、四九天了。寒冷的天气里,人的胃口总是不错,因为总觉得吃饱了才能抵御寒冷的天气。可胃口好了,另一方面又难免会加重我们的肠胃负担,该怎么办呢？在这里,笔者就为大家隆重介绍一味简单易得的好东西——山楂。

山楂,又叫山里红、酸楂等等。山楂富含氨基酸、维生素及各种微量元素。经统计,每100克山楂中就含有89克维生素C,相当于胡萝卜的8～9倍。另外山楂里还含有大量的纤维素,可以促进肠蠕动,帮助消化。山楂还含有大量的胃蛋白酶,能促进蛋白脂肪的分解,能帮助消化,预防食积。

作为我国民间非常常见的一种水果,山楂的粉丝还是不少的。以山楂制成的食品,如山楂罐头、冰糖葫芦等都深受人们的欢迎。虽然对于山楂的美味人们甘之如饴,但说到山楂具体能起到哪些养生保健作用,很多人恐怕就要摇头了。告诉你吧,不管是新鲜的山楂还是冰糖葫芦等山楂制品,对人体都有着清肠排毒的功效与作用。

1. 清肠排毒

在平时生活中适当地多吃些山楂，可有效起到清肠排毒的作用。养生专家指出，我们每天都要摄取不同的食物，难免会一同将各种不同的垃圾和毒素带入人体，如果不注意及时清除的话势必会影响人体健康。尤其在寒冷的冬季，人们的饮食量普遍增大，再加上运动量减少，肠道蠕动减慢，很容易出现便秘的情况。而山楂中含有大量的果胶，能吸附肠道细菌和毒素，从而起到清肠排毒的作用。

2. 增强免疫力

适当地多吃些山楂对提高人体免疫力也很有好处。很多人在冬季会出现反复感冒、腹泻等情况，事实上，这与人体免疫力下降有着很大的关系。山楂中含有大量丰富的黄酮类和维生素C、胡萝卜素等营养物质，这些营养都能够阻断并减少自由基的生成，从而有效增强人体在寒冷冬季里的免疫力，预防各种冬季常见病。而且冬季本身就是一个流感高发的季节，这个时候稍有不慎就有可能会导致风寒感冒。此时多吃些山楂，是最简单易行的增强人体抵抗力的方法。

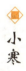

3. 防治心脑血管病

山楂对预防动脉硬化、心脑血管病也有很好的作用。山楂中所含的胡萝卜素、山楂素以及三萜类烯酸和黄酮类营养物质具有舒张血管、加强和调节心肌的作用，所以能起到降低血压和血清胆固醇的目的。在这个心脑血管疾病和高血压多发的季节，适当地多吃些山楂能收到很好的食疗功效，有效降低发病率。

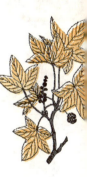

4. 帮助消化

由于冬季的高脂肪饮食以及高热量饮食，很多人经常会出现有消化不良的情况。针对这种情况，更应该适当多吃些山楂。我国中医指出，山楂性微温味酸甘，具有非常有效的健胃消食作用，特别对消肉食积滞作用明显。因此在感觉消化不良以及腹胀情况时，也可以适当多吃些山楂。

如果觉得把山楂当水果吃有些单调，那么也可以把它做成菜，比如山楂肉干等。用山楂与月季花红糖煮水，可以治疗因为受凉引起的痛经；山楂搭配益母草，可以治疗产后恶露不尽；山楂配丹参代茶饮，可以缓解高血压、高血脂、胸闷等等不适的症状；经常用山楂搭配麦冬、荷叶泡水来含漱、漱嘴，能起到滋阴清热解毒的作用，适用于头颈部肿瘤放疗引起的口干舌燥。

以上都是山楂对人体的好处，不管是为了防治疾病还是养生保健，山楂的功效都不容小觑。不过，食用山楂也有一些讲究。最好不要空腹吃山楂，而且不是所有的人都适合吃山楂。山楂吃多了有活血破气的不良作用，所以病后体虚的人和孕妇都不宜多吃。山楂也不能同人参、维生素K、碳酸氢钠等一些碱性的食品搭配使用。此外，动物内脏，特别像肝脏里均含有铁和锌，容易同山楂的酸性发生化学反应，影响吸收，所以最好也不要同煮。

关节疼痛频反复，注意保暖是关键

一到冬季，风湿病人群就又要忍受关节痛的折磨了。小寒时节，气温变化剧烈，较强的冷空气非常容易引发关节病发作。据统计，当日温度变化在3℃以上，气压变化大于10百帕以上，相对湿度变化大于10%以上，关节痛患者的发病率就会升高。关节疼痛发作也可能出现在天气变化的前1天,即谚语所说的"旧伤疼痛明日雨"。

为什么天气湿冷时,关节病的病情会加剧呢?这是因为,风湿关节痛患者的外周血管舒张和收缩机制均有不同程度的损伤,从而导致血管在温度变化环境中的应激能力降低。一般来说,人体正常组织在外界空气温度从30℃骤降至15℃时,才会产生疼痛。如果降温逐渐进行,则不会感到疼痛,但风湿痛患者由于血管的应激能力降低,局部血液循环不良,所以会引发慢性疼痛。

想要摆脱风湿关节疼痛困扰,除了要进行药物治疗外,日常的自我保健也很重要。下面,笔者就教你从保暖与食疗2个方面来预防关节疼痛复发。

1. 加强保暖,少碰冷水

天冷时,关节部位的血液循环受到影响,润滑液的分泌也相应减少,这都可能诱发关节疼痛。因此,冬季保护关节,最重要的就是做好保暖措施。应关注天气变化,及时添衣,切勿"要风度不要温度"。冬季气温偏低,特别是早晚时段,如果寒风直接刺激到关节的话,尤其是手指关节,造成关节"着凉",就容易诱发关节疼痛。所以要格外注意关节部位的保暖,可戴上护膝、护肘、手套等,以降低寒风对关节造成的直接刺激。

预防关节疼痛,还应尽量少碰冷水,保持居室干燥。如果患了感冒,一定要彻底治疗。假如受到外来刺激导致关节疼痛,可在患处关节部位进行熏洗疗法。将中药煎煮后,趁热对患部熏蒸或浸泡,使药性从毛孔直入病灶,起到祛风散寒、舒筋活络的作用。可取海桐皮、桂枝、海风藤、路路通、宽筋藤、两面针各30克,水煎,每

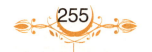

日1次，每次20分钟，连续使用1个月即可见效。

此外，加强户外活动及体育锻炼也能使人体拥有较好的环境适应能力，耐受气温的变化，增强机体抵御不良自然环境致病的能力。另外，常用热水泡脚也是不错的选择。

2. 关节健康吃出来

①深海鱼、鱼油

从现代医学的角度来看，关节炎是身体发炎的反应，而前列腺素正是引起组织发炎的元凶，因此抑制前列腺素是减轻关节发炎症状的主要途径。深海鱼、鱼油均富含Omega-3脂肪酸，这种神奇的物质可以阻止前列腺素的产生。关节炎患者每周最好吃深海鱼3~4次，或摄取约6克鱼油胶囊。

②姜、葱、蒜、辣椒

研究发现，姜可抑制介白素和前列腺素的合成，其效果与消炎止痛药相似，既可减少发炎反应，又无副作用。多吃些姜还可以减轻关节疼痛，甚至减少止痛药的服用。葱、蒜、辣椒也有与此相似的效果，关节炎患者可经常食用。

③豆类

美国学者研究发现，关节炎患者连续3个月每天喝豆奶，疼痛感明显减轻，效果堪比止痛药。这奥秘就藏在大豆富含的大豆异黄酮素中，这是一种能有效抑制关节炎症的神奇的植物激素。研究证明，吃毛豆也可以达到同样的效果。

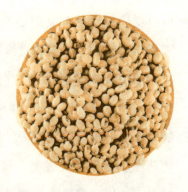

④维生素C

澳大利亚的科研人员发现，维生素C可起到保护膝关节和骨骼的作用，所以多吃富含维C的水果对预防关节疼痛也有效果。

腊八过了就是年，养胃健脾腊八粥

每年的农历十二月初八，民间称之为"腊八"。腊月初八，是春节前的第一个时令，此后，"年味"便日渐浓郁起来。许多地方都把这一天当作年节来过。俗话说"过了腊八就是年"，在中国的传统年俗中，过年的一切仪式、一切准备工作都是从腊八这一天开始的。要说腊八当天最重要的事情是什么，无疑是喝上一碗热腾腾的腊八粥。清代诗人李福就曾作诗《腊八粥》："腊月八日粥，传自梵王国。七宝美调和，五味香糁入。"可谓是对腊八粥的经典注解。

腊八粥的来源有2种传说：一种是来源于信仰的饮食风俗。传说佛主释迦牟尼得道成佛前，曾游历印度的名川大山，为探究人生的究竟，寻奇人、访长者、刻苦修行。有一天，他来到摩揭陀国，因又饥又渴，最后昏倒在地。这时，一位好心的牧羊女用自己的午饭救了他。这午饭是用黏米、糯米粥混合在一起，再加入一些野果制成的。释迦牟尼吃起来觉得无比甘美。这一天正是十二月初八，也就是在这一天，释迦牟尼得道成佛了。后来，每到这一天，僧众们便诵经演法，取香谷及

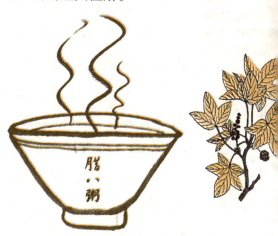

果实等煮粥供佛,来纪念释迦牟尼的成佛日。十二月为腊月,十二月初八便俗称腊八。所以这一天供佛的粥,便取名叫做腊八粥,久而成俗,渐渐通向民间。

在民间,关于腊八粥这一风俗的来历,还有另一个说法。认为这腊八粥的制法是明太祖朱元璋留下来的。据说,朱元璋小时家中很穷,父母把他送到一个财主家去放牛。这个财主对他十分苛刻,他常常挨打,吃不饱饭。有一天,他牧牛归来经过一独木桥,没想到老牛一滑跌下桥去,把腿跌断了。老财主气急败坏,便把朱元璋关进一间屋子里,不许他吃饭。朱元璋饿得在屋中直转,想找点吃的,突然,他发现屋中有一鼠洞,扒开后发现,这居然是老鼠的一个粮仓,里面有米、有豆、有芋艿,还有红枣,只是数量都不多。于是,他便把这些东西合并在一起,煮了一锅粥,因为饿极了,所以吃起来觉得十分甘甜可口。后来,朱元璋当了皇帝,珍肴美味吃腻了。有一天,他忽然想起小时候吃的用老鼠洞中挖出的粮豆煮的粥,便叫御厨给他做了一道将各种粮豆混在一起熬的甜粥。这一天正是腊月初八,因此这粥便得名腊八粥。满朝文武官员们见皇帝吃腊八粥,也纷纷效仿,渐渐传到民间,便成了风俗。

如今,喝腊八粥的习俗虽逐渐失去了原来的用意,却成了有趣的饮食习俗,因为地方不同,粥的熬煮方式也非常丰富多彩,呈现出浓厚的地方特色。虽然做法不同,但一到腊八节,家家户户都会熬上一锅腊八粥。从养生学的角度来看,这一做法是颇为可取的。现代人饮食结构不比古人,常食辛辣刺激之物,或酒肉不离席,会使脾胃的负担过重,对于大鱼大肉的消化不是很好。所以此时最明智的选择就是吃顿粥品,养养自己的脾胃。

《燕京岁时记》中记载，"腊八粥者，用黄米、白米、江米、小米、菱角、栗子、红豇豆、去皮枣泥等，合水煮熟，外用染红桃仁、杏仁、瓜子、花生、榛穰、松子及白糖、红糖、琐琐葡萄，用作点染。"

香糯可口的腊八粥，严冬食之，能够暖身祛寒，其性味平和，补而不腻，堪为冬季养生佳品。传统养生学认为，腊八粥具有健脾益肾、滋补虚损的功效。清代营养学家曹燕山在《粥谱》中表明：腊八粥能够调理营养，易于吸收，有和胃、补脾、养心、清肺、益肾、利肝、消渴、明目、通便、安神的作用。

腊八粥的主要原料为谷类，常用的有粳米、糯米和薏米。粳米含蛋白质、脂肪、碳水化合物、钙、磷、铁等成分，具有补中益气、养脾胃、和五脏、除烦止渴、益精等功用。糯米具有温脾益气的作用，适于脾胃功能低下者食用，对于虚寒泄利、虚烦口渴、小便不利等均有一定辅助治疗作用。中医认为薏米具有健脾、补肺、清热、渗湿的功能，经常食用对慢性肠炎、消化不良等症有良效。富含膳食纤维的薏米还有预防高血脂、高血压、中风及心血管疾病的功效。

豆类也是腊八粥的重要配料之一，常用的有黄豆、赤小豆。黄豆含蛋白质、脂肪、碳水化合物、粗纤维、钙、磷、铁、胡萝卜素、硫胺素、核黄素、尼克酸等，营养十分丰富，并且具有降低血中胆固醇、预防心血管病、抑制多种恶性肿瘤、预防骨质疏松等多种保健功能。赤小豆含蛋白质、脂肪、碳水化合物、粗纤维、钙、磷、铁、硫胺素、核黄素、尼克酸等，中医认为其有健脾燥湿、利水消肿之功，对于脾虚腹泻及水肿都能起到一定的辅助治疗作用。

也不要小看腊八粥中果仁的食疗作用。作为腊八粥中不可缺少的原料，花生有"长生果"的美称，具有润肺、和胃、止咳、利尿、

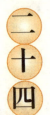

下乳等多种功能。核桃仁具有补肾纳气、益智健脑、强筋壮骨的作用，还能够增进食欲，乌须生发，核桃仁中所含的维生素E更是医药学界公认的抗衰老药物。

在烧粥前要做的准备工作也不少，比如烧腊八粥用的花生、黄豆、赤豆等都要先蒸熟，瓜子、桂圆要剥壳，枸杞等要把坏的挑掉。为了保证口感，辅料的占比并不是越多越好，米和辅料的最佳配比大约为6∶4。此外，要想烧出好吃的腊八粥，掌握火候也是一个非常重要的诀窍。如果等到粥完全烧好时才起锅，那么等到真的要吃的时候，火候就过了。所以最好只烧到七八分火候，也就是上层还有一点稀的时候就起锅，然后靠粥本身的余温闷一段时间。这样等到吃的时候，无论是温度还是火候都会刚刚好。

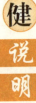

大　寒

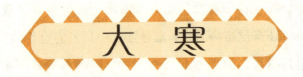

大寒注意"冬藏"转"春生"

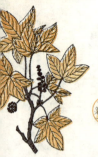

大寒是二十四节气的最后一个节气，而立春是新一年的第1个节气。过完大寒，新的一年就又开始了。大寒到立春前的这段时间，大致处于数九隆冬的四九、五九阶段。农谚说："三九四九冰上走，五九六九沿河看柳。"意思是说，三九、四九是一年中最冷的时期，河面结冰，江河封流，而一旦进入五九、六九，气候开始逐渐转暖，沿河的柳树就发新芽了。

一年四季有"春生、夏长、秋收、冬藏"的特点。人生于自然，就应该顺应自然规律，才能够尽享天年。从大寒到立春这段时间，正是天气由冷逐渐转暖的阶段，气候特点由"冬藏"转至"春生"，养生保健也要随之"转轨"，生活饮食起居也要做出相应的调整。冬季根据个人体质适量进补，符合冬藏的养生原则。但在大寒到立春的这段时间里，不管是食补还是药补，进补的量都要逐渐减少，以便逐渐适应即将到来的春季的舒畅、升发、条达的季节特点。

冬季篇

大寒

在我国北部比较寒冷的地方，有吃狗肉、羊肉以及辛辣刺激食物来保暖、进补的习惯，但在立春到来前，最好把动物类的进补食物改为植物性的，如灵芝、鲜菇汤等，另外还要戒烟限酒。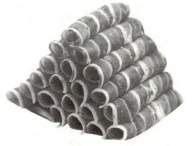考虑到大寒期间是感冒等呼吸道传染性疾病的高发期，应适当多吃一些温散风寒的食物以防御风寒邪气的侵扰。对于口味较重的北方人来说，减少食盐摄入量也很关键，因为咸味入肾，过量易伤肾气，不利于保养阳气。

中医认为，"起居有常，养其神也，不妄劳作，养其精也"。也就是说，在起居方面，仍要顺应"冬藏"的特性，早睡晚起，劳逸结合，养精蓄锐。此外，"大寒大寒，防风御寒"，在大寒时节还要注意防风防寒。衣着要随着气温的变化随时增减，例如在出门时可以根据自身情况适当添加外套，并戴上口罩、帽子和围巾等。有心脑血管疾病和呼吸系统疾病的患者，在这个节气应尽量避免在早晨和傍晚出门，以防昼夜温差较大，引起疾病发作。

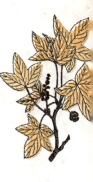

二十四节气养生保健说明书

大寒时节，最好还能养成睡前洗脚的好习惯。"寒从脚起，冷从腿来"，人的腿脚一冷，全身皆冷。在冬夜入睡前，可用热水或药汤先泡泡脚，以达到畅通血脉、改善睡眠质量的功效，尤其是那些经常在夜间看书、写作、久坐到深夜的人，临睡前用热水泡泡脚更是对身体大有好处。

俗话说得好，"药补不如食补"。在冬季，如果能恰当地选择既美味，又具有补益身体的食物，无疑更利于养生。中医认为，冬季养生在饮食上首选温补类食物，如鸡肉、羊肉、牛肉等，其次可选一些平补类的食物，如莲子、芡实、苡仁、赤豆、大枣、银耳等。还可多吃点黄绿色的蔬菜，像胡萝卜、油菜、菠菜一类。

大寒节气又是感冒等呼吸道疾病的高发期，适当多吃点温散风寒的食物，可防御风寒的侵扰。在日常饮食中可常食用些生姜、大葱、辣椒、花椒、桂皮等，都能收到发散风寒的功效。对于因外感风寒而患上的轻度感冒，可选用生姜加红糖水来治疗，疗效还是非常不错的。

正所谓"冬天动一动，少闹一场病"。在冬季，锻炼、活动同样对养生有着特殊的意义。自冬至日起，自然界阳气始生。但到立春前，阳气仍然处于较低水平的相对闭藏状态。在大寒到立春这段时间里，气候仍然寒冷干燥，在养生方面还要顺应大自然这种封藏之性，早睡晚起，等到日出再起床锻炼，在室外活动不可起得太早，特别是太阳没出来之前的空气质量和室外气温都不适宜运动。因为日出象征着阳气的强壮，此时运动，不易被寒所伤，这对体弱的老年人来说尤其重要。

大寒进补有要领，阴阳平衡是关键

大寒，听着感觉都挺冷，虽然此时温度更低，但仍然是冬令进补的好时机，重点应放在固护脾肾，调养肝血上。饮食应遵守保阴潜阳的饮食原则。饮食宜减咸增苦以养心气，使肾气坚固，切忌粘硬、生冷食物，宜热食，防止损害脾胃阳气，但燥热之物不可过食，食物的味道可适当浓一些，要有一定量的脂类，保持一定的热量。偏于阳虚的人食补以温热食物为宜，如羊肉、鸡肉等；偏于阴虚者以滋阴食物为宜，如鸭肉、鹅肉、鳖、龟、木耳等。药补要结合自己的体质和病状选择服用，如体质虚弱、气虚之人可服人参汤；阴虚者可服六味地黄丸等。能饮酒的人也可以结合药酒进补，常见的有十全大补酒、枸杞酒、虫草补酒等。总之，此节气的饮食调养原则就是忌大热大寒，力求中和，如吃寒性食物，则佐以温热之品；如服益阳之品，则配以滋阴之物，以达阴阳平衡，禁忌偏热、偏寒的食物。如吃寒性食物鱼、虾时佐以温热散寒的葱、姜、酒等，食用韭菜、大蒜等助阳之物宜配滋阴的蛋类。

我们前面说，大寒时节仍需进补，但从中医养生角度来说，却不能像之前的几个冬季节气那样一味进补。因为大寒一过，就快到春节了，而大寒之后的节气又是立春，立春是阳气蓬勃萌生的时节，所以大寒养生还应注意阴阳平衡。从气象方面来看，大寒并非一年中最冷的时节，特别是在这个节气的后半程，天气会逐渐变暖，让人逐渐感到一丝春天的气息，因而更不能一味偏重于进补，而忘了保持阴阳的平衡。

冬天，人们已经习惯吃大鱼大肉，给脾胃塞进了太多视觉上看

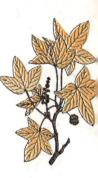

着不错的食物，血脂、血糖、胆固醇指标节节攀高。如果等到春天时再吃清淡的食物，身体已不堪重负。而且，饮食上补得太过，也容易形成肝郁。这样春天一来，肝气生发得厉害，便会不舒服了，反倒害了身体。所以大寒讲究"阴阳并补"，除了吃高蛋白食物，还要摄入萝卜、白菜等清淡的食物。这在很大程度上是回归了身体的本源性需要，不仅可以为春天的清淡饮食打好基础，也能为冬天的养生做好扫尾工作。另外，由于大寒适逢春节，一般家庭都会准备丰富的过年应节食物，此时要注意避免饥饱失调，同时可以多吃具有健脾消滞功效的食物，如淮山、山楂、柚子等，也可多喝如小米粥、健脾祛湿粥等进行调理。

不能过度进补，那该怎样一个补法呢？要解答这个问题，我们不妨先来看看大寒时节人们都在忙些什么。大寒这15天，向来是人们"备年"的时候。太多的劳累容易让人疲惫，继而容易生病。大寒节气也是年终聚餐最多的时候，常常应酬、顿顿肥甘厚味，容易让脾胃变得脆弱。综合这种种情况，调养身体便需要更多的维生素、更多的粗纤维、更多的润肺健脾之物。而最符合这一切标准的，就是我们在冬天里最常见的蔬菜之一——萝卜。

萝卜真有这么好吗？看看著名的营养学食谱《随喜居饮食谱》就知道了。其中说，萝卜，又被称为莱菔，生吃的时候性凉味甘，做熟之后味仍甘，性变平，即可生津液、御风寒、润肺化痰、祛风涤热，用来保养呼吸道是再好不过的，还能下气和中、补脾运食，帮助养脾消化、二便畅通，达到保养脾胃的目的。中医养生素有"莱菔上市，郎中下市"的说法，可见它的防病功效也十分强大。这里说的萝卜，既包括青萝卜，也包括白萝卜、红萝卜。有热在身的人可以生吃它们，但最推荐的还是熟食，比如用萝卜炖牛肉或用萝卜羊肉来熬粥等。当然，除了萝卜，其他蔬果也应适当多吃，水果方面推荐的有苹果、橘子、柚子等，蔬菜仍然推荐便宜又养生的大白菜和其他应季蔬菜。

气温如同过山车，大寒更需护身心

大寒时节历来是养生保健的重要时期，民间素有"大寒大寒，防风御寒。早喝人参黄芪酒，晚服杞菊地黄丸"的谚语。这段时日，天气忽而冰寒刺骨，忽而又暖意融融，气温如同坐过山车般上上下下。在这冷热不定、颠簸无着的大寒时节，我们又该如何养护身心呢？

气温剧变尤须护心护脑，冬天是天寒地冻、生机潜伏闭藏的季节，冬季养生应顺应自然界闭藏的规律，以敛阴护阳为根本。在此期间，心脑血管系统疾病和呼吸系统疾病极易加重或发作。据统计，在大寒节气中，心肌梗塞、脑卒中的发病率均达到全年最高水平。此外，一些血管弹性较差的高血压患者，在大寒时节一天之内的血压波动往往会增大，而很多患有老慢支的病人只要稍不留神，也容易在此时节旧疾复发。

大寒时分是一年之中寒气最重的时候，养生的第一要义就是要御寒保暖。而说到这时的御寒保暖，我们特别要注意保护暴露在外的部位，如头面部和手足部。古语有云："大寒大寒，防风御寒"。这就是说，大寒时节除了要注意防寒之外，还须防风，衣着也要随着气温的变化而随时增减。具体来说，还需根据各人的不同体质分

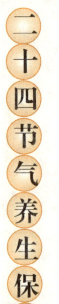

门别类地进行保护，例如，胃寒脾虚的人特别容易受寒，此时最好戴一个围兜来保护脾胃，平日也可以多吃一些山药、红枣等健脾益气的食物；而肾阳亏虚、慢性腰腿疼痛的患者受寒之后可能会加重病情，不妨使用一个腰托来防寒。除了御寒保暖之外，大寒时节，人们晨起出门前，也可以喝些热饮，如牛奶、豆浆等，也能起到振奋脾胃的作用。体虚年高的人最好多待在温暖的室内，尽量减少出门或冒触风寒。从室内到室外，但凡温差较大时，不妨先在门廊里适应一下冷空气，再出门也不迟。

俗话说："寒从脚起，冷从腿来。"在冬夜入睡前，可用热水或药汤先泡泡脚，以达到畅通血脉、降低肌张力、改善睡眠质量的功效。而那些常在夜间看书写作、久坐到深夜的人，在睡觉前尤其应该用热水泡脚。

大寒期间养生的另一个重点在于滋阴。长江流域通常从冬至开始降水减少，到了1个月之后的大寒节气，正是一年之中最干燥的时期，白天平均空气湿度一般低于50%，有时室内甚至只有30%左右，很多呼吸系统有"老毛病"的人经常会出现咳嗽痰多、痰液黏稠、咳痰不净的症状。对于心脑血管疾病患者而言，则容易造成血粘度增高。更严重的是，如果因为高血压、年老等造成血管弹性功能下降，还容易诱发心梗、脑梗、脑出血等危险情况。

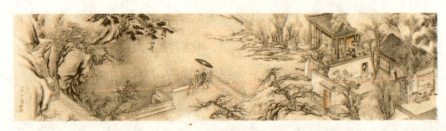

如果室内经常开暖气或空调，除了要经常开窗通风外，最好同时使用空气加湿器，以提高空气中的湿度。晚上睡觉时，如果使用电热毯，尽量不要开一整夜或把温度调得过高。此外，在冬天，人应该有意识地增加饮水量，千万不要等口干后才想到去喝水。在入睡前和起床后，都应先喝一杯温水。而在沐浴前后最好也能各喝一点水，以补充人体流失的水分。

大寒养生还要着眼于"藏"。人们在此期间要控制自己的精神活动，保持精神安静、心绪安宁，慢性心脑血管疾病患者尤忌情绪过度波动。正如那句谚语说的："暖身先暖心，心暖则身温。"也就是说，只有心神旺盛、气机通畅、血脉顺和，全身四肢百骸才能温暖，人体才能抵御得住严冬酷寒的侵袭。

值得一提的是，大寒时节正处于元旦后、春节前，对于上班族来说，正是一年之中工作最繁重的时候，人体极易疲劳，耗精伤神。因此，在这一段日子，尤其要注意休息，保持心情舒畅，心境平和，使体内气血和顺，做到"正气存内、邪不可干"，降低心脑血管系统疾病的发病风险。

早睡晚起，必待日光

一年之计在于春，孟浩然的《春晓》诗中说："春眠不觉晓"，其实何止春眠不觉晓，到了冬天，许多人同样是"冬眠不觉晓"，总不舍得从温暖的被窝里爬出来，习惯多睡一会。可睡醒后又往往有些自责，觉得自己这种行为实在是太不科学了。那么这种习惯到底科不科学呢？如果答案是否定的，我们又该怎么做呢？

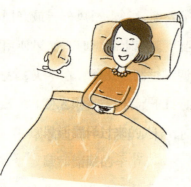

"早睡早起身体好",是被广为认知的养生观点,冬季严寒,要早早起床真不是件容易的事情。其实,冬季养生,应"早睡晚起"。

《素问·四气调神大论篇》说:"冬三月,此为闭藏,水冰地坼,无扰乎阳,早卧晚起,必待日光,使志若伏若匿,若有私意,若已有得,去寒就温,无泄皮肤,使气亟夺,此冬气之应,养藏之道也。逆之则伤肾,春为痿厥,奉生者少。"

这段话的意思是,冬天的3个月,从内养的角度看,可以概括为闭藏。可以看作是万物勃勃生机的孕化与潜伏期,所以谓之为藏。这时候,善于养生的人就应该早早地安睡,而且等到阳光照射的时候才起床。对于心中的那些所谓的梦想、理想、抱负和追求等,为免扰动阳气,最好让它们和自己的心一起潜沉下来,看上去近乎一种若有若无的"休眠"状态一样。也像是一个人有什么小秘密,不愿意被人看出来似的。要躲避寒冷而趋近温暖,不要使皮肤干泄而令阳气不断损失,这就是适应冬季气候而进行的闭藏养生。违逆了这样的养生之道就会伤及肾脏。那么,提供给春生之气就会不足,到了春天就会发生痿厥的疾患。

中医的养生理念特别强调"天人合一"。冬季天寒地冻,草木凋零,动植物多处于冬眠状态以养精蓄锐,为来年生长做准备。人体也应该顺应自然界的这一特点而适当减少活动,以免扰动阳气,损耗阴精。所以传统养生学提出,人们在冬季早睡晚起,有利于阳气的潜藏和阴精的积蓄,对健康有益。

养生专家也认为，适当早睡是保证睡眠充足的关键。冬季入夜后气温陡降，经常"开夜车"的加班一族应适当调节睡眠时间，尽量早睡。早睡对于避开夜生活过度疲劳和劳累而导致免疫功能低下、甚至于导致突发心脑血管疾病等严重危及人们生命安全的疾病发生，都有积极的作用。临床发现，不少得呼吸感染的患者都是喜欢熬夜的青壮年，这也从侧面证明了冬天疲劳作战、晚睡早起的确会让人体难以抵御疾病入侵。

喜欢晨练的人可能要提出意见了，早睡晚起还让不让人锻炼了？事实上，冬季晨练同样要把时间延后。这是因为，冬季的早上寒气和浊气都很盛。冬季天亮较晚，在日出之前，林中植物尚未进行光合作用而吸收二氧化碳、释放氧气；大气层在天亮前结构稳定，空气中大量积存了一天一夜的二氧化碳等各种污染物质。此外，凌晨霜寒重、雾气浓、空气质量差，这时外出锻炼也容易遭受寒气、雾气和浊气的伤害。

过早的外出活动，还容易使人体阳气受到激发而被破坏。阳气被中医认为是人体健康之源。如果遭到破坏，会影响人体免疫力，很容易诱发各种疾病。吸入过多寒气可能引起如支气管炎、流感、咳嗽等病变。另外，由于清早室内外温差较大，过早外出有可能引起心血管温度突变，造成心血管内皮收缩，出现血压升高、心脏负担过重的情况，而这对于本身有心脑血管疾病过往病史的患者来说尤其危险。

现代医学研究证实，冬季早睡晚起可避免低温和冷空气对人体侵袭而引发呼吸系统疾病，也可避免因严寒刺激诱发的心脑血管疾病。同时，充足的睡眠还有利于人体的体力恢复和免疫功能

二十四节气养生保健说明书

的增强，有益于预防疾病。

　　当然，我们说所谓"早睡晚起"绝不是提倡早晨睡懒觉。睡眠时间过长和睡眠不足，都会导致精神疲劳和人体疲倦，致使代谢功能下降而危害身心健康。正常人只需要比平时早1~2个小时睡，再晚1~2个小时起床就可以。所以，冬天多睡一会儿是无可厚非的，但是我们一定要把持好合适的度，千万不要睡懒觉太过头。如果每天睡到日升三竿，饿坏了肠胃，那就得不偿失了。

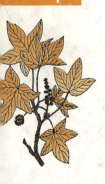